HIIT ZÉRO BLABLA

AU PROGRAMME

J'ai voulu un livre simple, fait pour tout le monde, débutant dans le sport, déjà sportive ou même grand sportif. Ce qui le rend sympa, c'est qu'il va permettre à tout le monde de s'y retrouver et de travailler à son niveau et comme il le souhaite !

OUI, CE LIVRE EST FAIT POUR VOUS !

En ce moment, c'est la mode du fitness, de la musculation et du running. Pourquoi ne pas casser ses habitudes et travailler différemment, avec une nouvelle méthode : **LE HIIT** ?
Il existe différentes formes de HIIT, avec plusieurs déclinaisons possibles. Ici, je vous livre ma version à moi, celle que j'utilise pour mes entraînements quotidiens.

Avec ce travail, vous allez vous challenger, vous dépasser, progresser, transpirer, avancer, bouger, kiffer, et...

EN REDEMANDER !

J'espère que vous êtes prêt ! J'ai hâte de vous faire découvrir tout cela, venez avec moi, apprenez avec moi et transpirez avec moi !

LE HIIT KÉSAKO ?

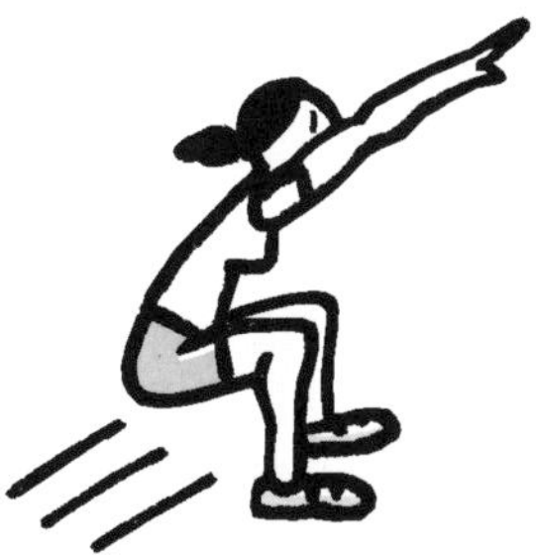

LE HIIT C'EST UN DÉPASSEMENT DE SOI !

C'EST UN TRAVAIL SUR L'ALTERNANCE EXERCICES/ PHASES DE REPOS.

ON PEUT PRATIQUER N'IMPORTE OÙ, AVEC N'IMPORTE QUI !

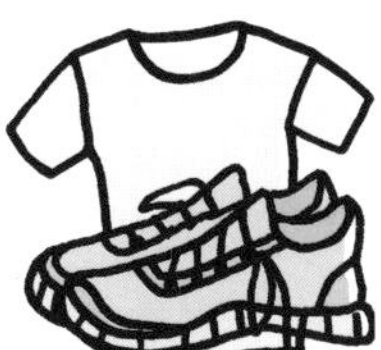

L'ÉQUIPEMENT EST MINIME :
de bonnes baskets et une tenue dans laquelle on se sent bien… et c'est parti !

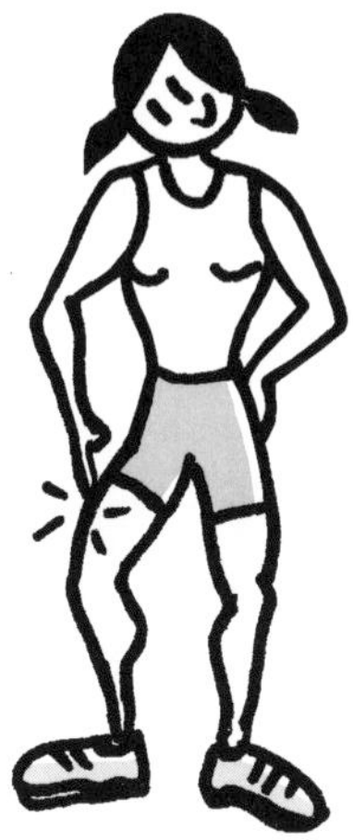

LE HIIT PEUT RÉPONDRE À PLUSIEURS OBJECTIFS :
perte de poids, épanouissement, challenge, raffermissement… Tout est possible !

C'EST QUOI LE HIIT

Mais au fait, le HIIT, qu'est-ce que ça veut dire ? High Intensity Interval Training, OK, mais encore ? Petit décryptage !

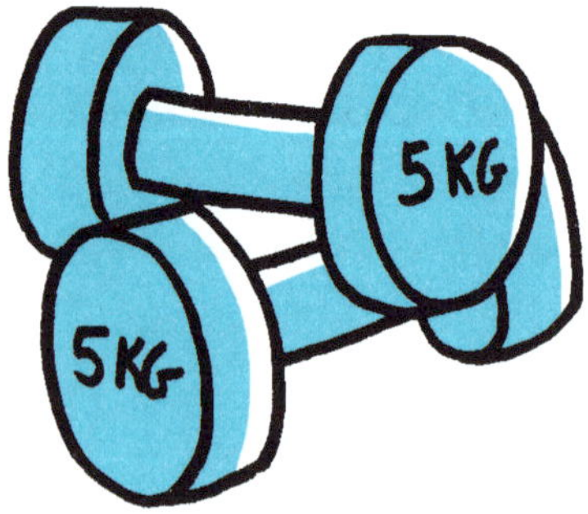

1. Le HIIT, **C'EST UN DÉPASSEMENT DE SOI**. C'est un travail de haute intensité, court et efficace. Le but ici, c'est de repousser vos limites en faisant augmenter votre fréquence cardiaque, brûler un maximum de calories, puiser dans les graisses et cela dans un temps assez court (vous allez vous sentir des QUEENS) !

2. C'est **L'ALTERNANCE** entre des exercices physiques et des phases de repos très courtes.

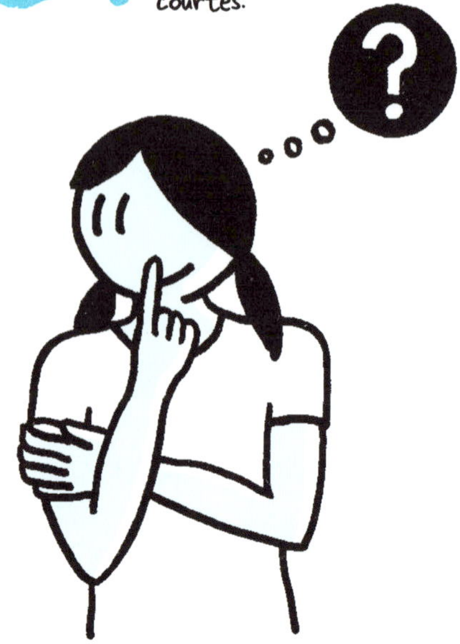

3. C'est un **TRAVAIL COURT D'ENVIRON 20 MINUTES** (2 à 3 séances par semaine sans jamais dépasser 45 min) donc un gain de temps pour les personnes pressées (enfants à aller chercher à l'école, copines à aller voir, restaurant entre amis, travail tardif...).

4. PAS BESOIN D'ÊTRE UNE PRO OU UNE FIT GIRL

PAS BESOIN D'ÊTRE UNE PRO OU UNE FIT GIRL comme on voit beaucoup sur les réseaux sociaux. Bien au contraire : ce programme s'adresse à tout le monde ! Si vous avez les bons placements, et que vous y allez, au début, à votre rythme pour apprendre et bien réaliser les mouvements, vous allez voir, vous allez vite progresser et vous prendre au jeu !

LE CONSEIL DE MARINE

Avant de commencer, il faudra toujours être « apte » à la pratique du sport, vérifiez si vous n'avez pas de problème de genoux, ou de dos, voire de cœur. Je vous conseille de consulter votre médecin. En plus, cela va vous engager dans le processus.

LE HIIT ÇA MARCHE C'EST CERTAIN !

5.

DES RÉSULTATS EN 3 À 4 SEMAINES ! Si vous êtes régulier, sérieux et appliqué, vous allez perdre du ventre, redessiner votre silhouette et améliorer vos capacités physiques (stop aux essoufflements après avoir couru pour avoir son bus, ou après ses enfants, fini les sacs de courses trop lourds, bonjours la tonicité, la pêche, le peps la forme !)

6.

LE HIIT, C'EST UN CHALLENGE ! Et qui dit challenge dit objectifs ! Oui, ici vous allez pouvoir atteindre vos objectifs et, au fur et à mesure, en avoir de plus grands et surtout de plus fous !

VOYEZ GRAND, VIVEZ LOIN, TRANSPIREZ PLUS, KIFFEZ PLUS !

L'INFO DECRYPTEE

TESTS

POUR VOUS ÉVALUER

La question que vous vous posez peut-être est : par où commencer ?
Et bien je vous propose de faire ce petit test qui va vous permettre de faire
un point pour savoir d'où vous partez, et surtout, de pouvoir évaluer votre évolution et vos progrès

Faites ce test toutes les deux semaines environ, il va vous permettre de peut-être mieux vous échauffer pour votre entraînement du jour et, surtout, de faire le point sur vous et votre progression.
Le but est de le faire le plus vite possible et, le mieux possible, mais ne lésinez pas sur les postures pour aller plus vite, vous risqueriez de vous blesser.

N'OUBLIEZ PAS

bons mouvements = bon travail = bons résultats
=
BONHEUR

CHRONOMÉTREZ-VOUS EN FAISANT, SANS VOUS ARRÊTER

C'EST TRÈS SIMPLE

tenue de sport, baskets aux pieds, chrono en main et bouteille d'eau pas loin.
À vous de jouer !

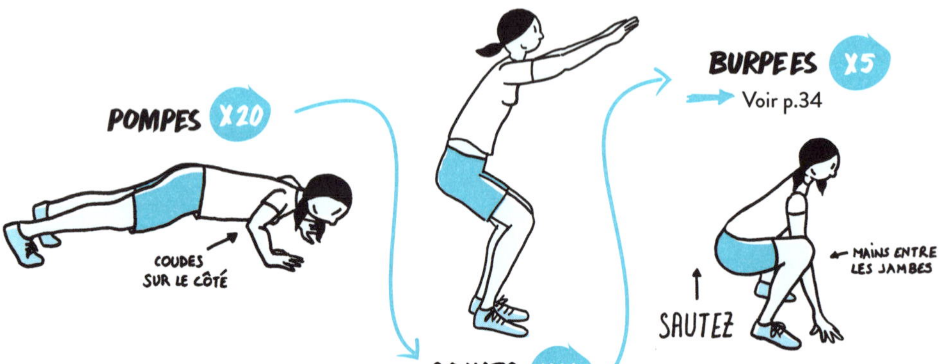

POMPES X20
COUDES SUR LE CÔTÉ
SQUATS X10
BURPEES X5
MAINS ENTRE LES JAMBES
SAUTEZ

Voir p.19

Voir p.34

1,15 MIN ET PLUS

Ne soyez pas découragé ! Voici votre point de départ, vous ne pouvez qu'évoluer, et vous allez beaucoup progresser ; prenez le temps d'assimiler les mouvements et, au fur et à mesure, vous allez diminuer ce temps de travail.

1 MIN À 1,15 MIN

Mais dites donc, c'est pas mal du tout, vous avez un bon niveau, il y a plein de choses que vous pouvez améliorer, et ce qui est top, c'est que vous avez plein de choix possibles pour progresser ! Selon les exercices, prenez les options +++, ou alors, diminuez votre temps de travail sur les positions de base, en pensant bien aux postures et à enchaîner plus vite les mouvements.

MOINS DE 1MIN

Autant que vous le sachiez, vous avez déjà un très bon niveau, avec une bonne endurance musculaire ce qui montre que vous pouvez conserver ces acquis et aller chercher plus loin en prenant les exercices +++ et/ou en diminuant votre temps de repos.

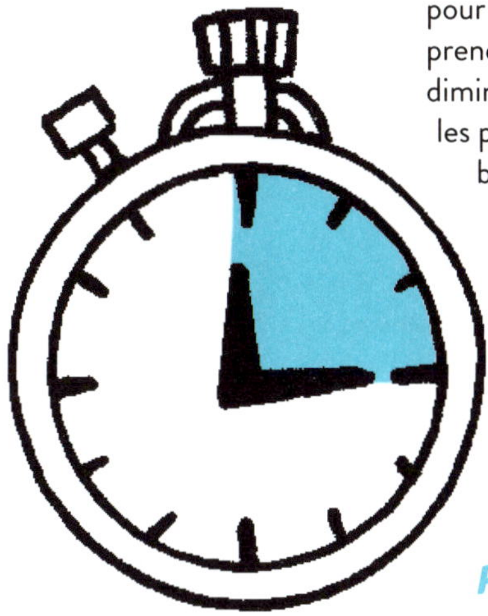

CE RÉSULTAT VA VOUS SERVIR DE BASE ET SURTOUT DE REPÈRE. MAINTENANT VOUS SAVEZ OÙ VOUS VOUS SITUEZ ET D'OÙ VOUS PARTEZ !

LE CONSEIL DE MARINE

Pour suivre votre évolution au mieux, pensez à prendre des photos, c'est très parlant (mieux que la balance qui ne sait pas que vous avez peut-être perdu du gras mais pris du muscle, et comme le muscle pèse plus lourd que la graisse il n'y aura pas trop de changement).

VOS MENSURATIONS

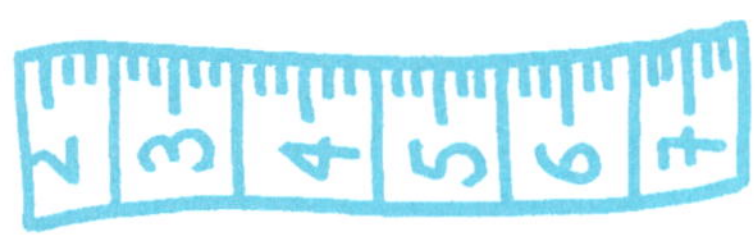

Prenez vos mensurations (toujours au même endroit, c'est mieux) pour avoir un repère chiffré si vous le souhaitez :

- **Taille :** au niveau du nombril
- **Hanches :** au niveau... des hanches !
- **Cuisses :** prenez toujours le même repère pour les cuisses.
- **Bras :** toujours au même endroit, juste sous l'aisselle.

OBJECTIFS

POURQUOI VOUS METTRE AU HIIT

1. PERTE DE POIDS

Le HIIT va vous permettre d'augmenter vos dépenses caloriques. Bouger = dépenses caloriques = perte de poids, si BIEN ÉVIDEMMENT vous avez à côté une bonne alimentation saine et équilibrée !
Mangez de tout en bonne quantité, ne vous privez pas, ne vous frustrez pas, mais ne finissez pas non plus votre plaquette de chocolat en 4 min ! Respectez votre corps et mangez intelligent. Des légumes, des fruits, des féculents, des protéines que ce soit animales ou végétales, et buvez beaucoup d'eau !

2. FAIRE DU SPORT DIFFÉREMMENT

Le HIIT est une autre façon de faire du sport, qui évite la monotonie : faites par exemple un jour de la course, un jour du renforcement musculaire et un jour du HIIT. En plus, c'est très complet !

3. VOUS RAFFERMIR

Grâce au HIIT vous allez pouvoir maintenir votre masse musculaire, et même, peut-être, gagner en muscles et perdre en masse graisseuse.

4. VOUS ÉPANOUIR DAVANTAGE DANS VOTRE ACTIVITÉPHYSIQUE

Vous allez progresser assez vite au début et allez donc avoir envie d'encore plus vous lancer de défis ! Vous allez même devenir accro à cette dépense physique et vous challenger.
Ce type d'effort est intéressant puisqu'il vous permet de changer à chaque fois d'enchaînement d'exercices et donc de travail. Ainsi, vous aller pouvoir vous challenger !

5. PROGRESSER SUR VOTRE CONDITION PHYSIQUE

En pratiquant le HIIT, vous allez travailler aussi sur votre cœur et votre fréquence cardiaque. Vous allez le mettre à rude épreuve, être très essoufflée mais, au final, PROGRESSER en termes de souffle et d'endurance.

6. FAIRE DU SPORT AVEC VOS AMIS

Le HIIT ça se partage ! Vous pouvez le faire à plusieurs, vous motiver et vous entraîner... et puis, sincèrement, c'est plus fun !

PLUS LE COMBAT EST DUR,
MEILLEURE LA VICTOIRE SERA !

IL N'Y A RIEN DE MIEUX QUE DE SE DIRE OUI,
JE L'AI FAIT !

LANCEZ-VOUS ! VOUS N'AVEZ RIEN À PERDRE
(JUSTE QUELQUESKILOS SI C'EST VOTRE OBJECTIF)
ET VOUS ALLEZ EN SORTIR GAGNANT !

MOTIVEZ -VOUS !

QUAND VOUS SENTEZ QUE VOUS N'Y ARRIVEZ PAS,
PENSEZ AUX GENS QUI N'ONT MÊME PAS ESSAYÉ !

LA FORCE S'ACQUIERT : LORSQUE VOUS PENSEZ
QUE VOUS NE POUVEZ PLUS AVANCER,NE
VOUS ARRÊTEZ JAMAIS !

LES OBSTACLES NE VONT PAS VOUS ARRÊTER,
MAIS VOUS PERMETTRE D'ALLER ENCORE PLUS HAUT !

LE BON ÉQUIPEMENT

Pour être à l'aise, voici la tenue parfaite (même si la tenue parfaite est celle dans laquelle vous vous sentez, beau/belle/canon !)

BASKETS

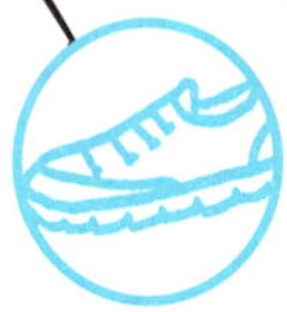

Des baskets avec un bon amorti pour les sauts et tous les mouvements avec des impacts. N'hésitez pas à essayer plusieurs modèles et à demander l'avis d'un vendeur dans votre magasin préféré !

T-SHIRT

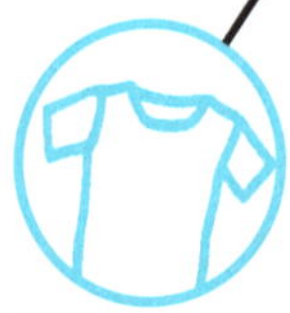

Un tee-shirt pas trop ample pour vous permettre de bouger et d'être à l'aise dans vos mouvements.

POIDS

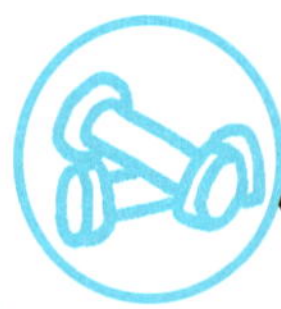

Une paire de petits poids pour vous permettre de travailler plus en force une fois les exercices acquis au niveau des mouvements.

SHORT

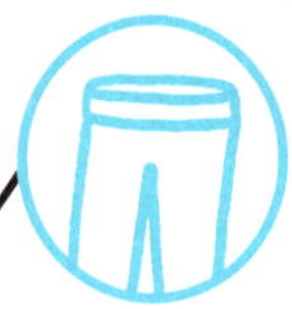

Un short, ou des leggings confortables dans lesquels vous allez « respirez » (sur myprotein.com, il y a plein de leggings confortables avec des couleurs top).

PENSEZ À

→ prendre **UNE BOUTEILLE D'EAU**, dans laquelle vous ajoutez un peu de citron (ou une autre saveur selon vos goûts !)

→ vous munir de **VOTRE IPOD**, pour écouter de la musique qui bouge, le genre de musique que vous écoutez tout seul dans votre chambre ou dans votre salle de bains (si si vous voyez très bien de laquelle je veux parler !)

OÙ ET COMMENT S'ENTRAÎNER ?

N'IMPORTE OÙ !

L'avantage du HIIT c'est que vous pouvez le faire où vous voulez ! Chez vous, en extérieur, en salle de remise en forme, sur la plage, en vacances, dans votre chambre d'hôtel lors de vos déplacements pro…

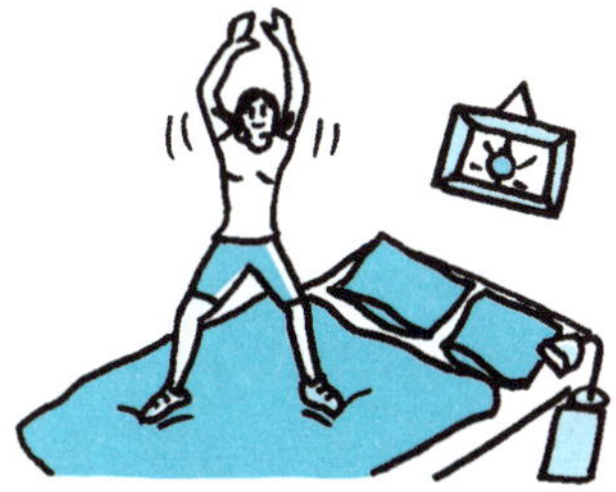

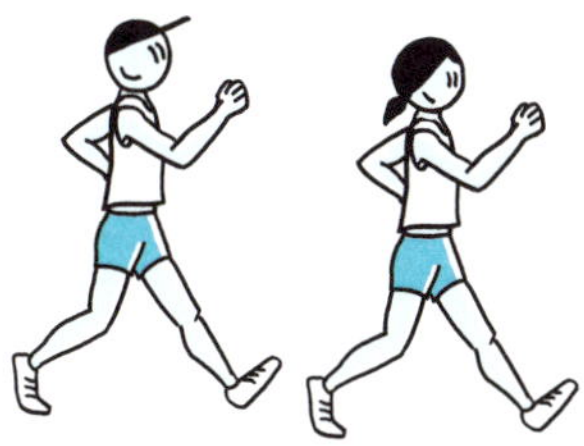

SEUL OU ACCOMPAGNÉ !

Le HIIT, c'est convivial… ou pas ! Si vous avez envie de compagnie et de vous motiver un peu, embarquez vos amis dans vos exercices ! Si au contraire, vous êtes du genre à souffrir en silence et tout seul avec vous-même, parfait, vous pouvez vous entraîner seul !

LA MOTIVATION

Si vous avez besoin d'être un peu poussé, de vous sentir motivé, je vous conseille de travailler avec un coach. Il vous aidera à bien vous placer, à faire correctement vos exercices et, en plus, si vous lui demandez, il vous poussera au bout du bout pour arriver aux meilleurs résultats, sans vous blesser !

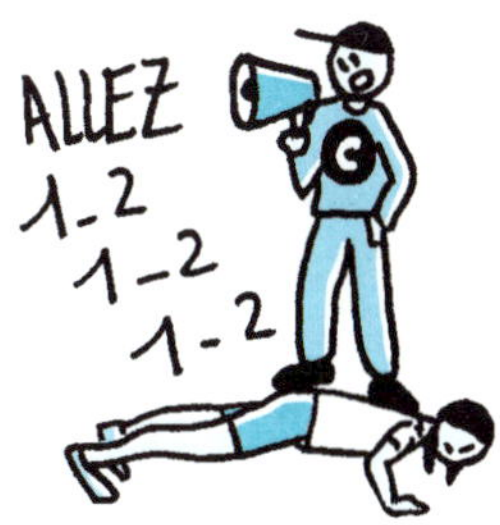

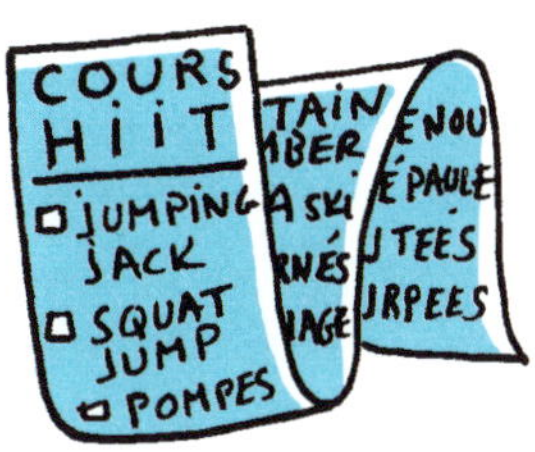

L'AVANTAGE DE LA SALLE

Pour le HIIT, vous n'avez pas besoin de matériel, si ce n'est des poids et des haltères quelques fois. Donc, la salle sera surtout un lieu pour vous entraîner tranquillement. Le plus, c'est que si vous vous inscrivez dans une salle, vous pourrez profiter des cours qui y sont donnés. C'est un bon complément au HIIT.

LES 10 ESSENTIELS

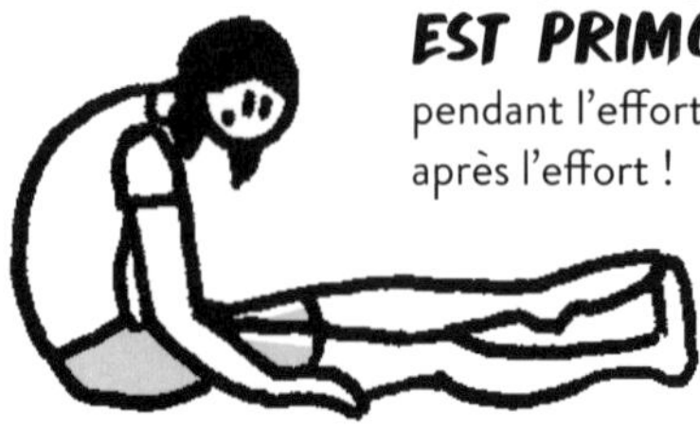

LA RÉCUPÉRATION EST PRIMORDIALE :
pendant l'effort mais aussi après l'effort !

VOUS AUREZ BESOIN DE MOTIVATION :
je vous propose
mes secrets pour y arriver !

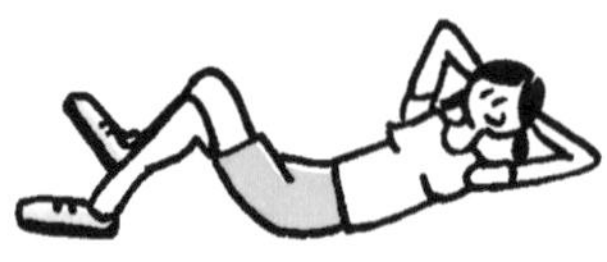

À LA FIN DE LA SÉANCE, PENSEZ À DES EXERCICES TOUT DOUX
pour retrouver le calme après une séance forte en intensité.

\+ HIIT
— HIIT

VOUS POUVEZ COMPTER SUR 10 EXERCICES
de base pour débuter le HIIT avec deux intensités : une haute et une plus basse selon votre niveau.
Facile à mémoriser,
vous n'allez plus pouvoir vous en passer!

LA RÉCUPÉRATION

La récupération est primordiale dans le HIIT, que ce soit pendant l'effort qu'après vos exercices.

PENDANT L'EFFORT

Dans le HIIT, la récupération est **PRIMORDIALE.** En effet, c'est grâce à cette récupération que vous allez pouvoir continuer à travailler.

Pour faire simple : pendant l'effort, qui dure de 30 à 40 secondes, vous allez puiser un maximum dans votre organisme et donc vos muscles.

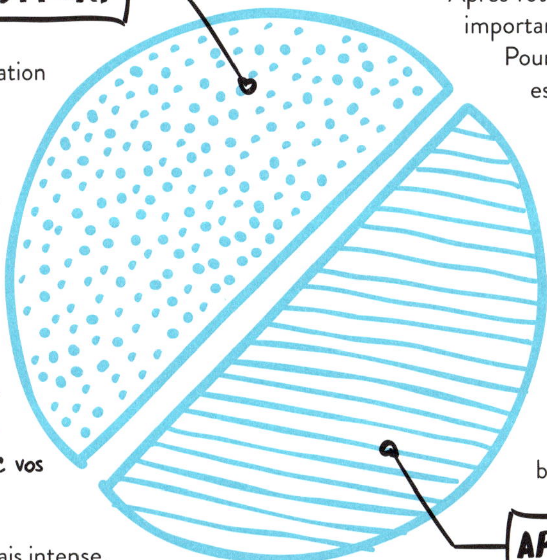

Après votre séance, il est aussi important de récupérer. Pour cela, trois choses essentielles :

- Marcher pour faire circuler le sang et réoxygéner les muscles.
- Boire pour se réhydrater.
- Bien respirer et bien souffler pour retrouver sa fréquence cardiaque de base.

APRÈS L'EFFORT

Après un effort court mais intense, vous avez donc besoin de réoxygéner vos muscles,
et récupérer de l'énergie pour repartir de plus belle.
Le but est de « choquer » votre organisme et donc de couper les phases d'efforts intenses avec des phases de récupération de 30 secondes à une minute.

SURTOUT, NE VOUS ASSEYEZ PAS, CONTINUEZ À MARCHER !

UNE PAUSE POUR MIEUX REPARTIR ET MIEUX FINIR !

APRÈS L'EFFORT
RETOUR AU CALME

Après une séance comme le HIIT, faites descendre votre fréquence cardiaque tout doucement en marchant ou en relâchant vos muscles au sol.
Je vous propose **QUATRE EXERCICES** que vous pouvez tester pour vous détendre.

1 LE RELÂCHEMENT DES MUSCLES

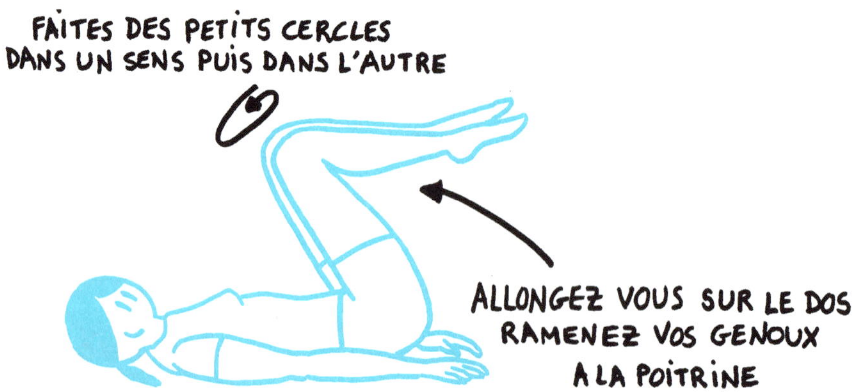

1. Allongé sur le dos, relâchez tous vos muscles.

2. Ramenez les genoux à la poitrine, en faisant des petits cercles dans un sens puis dans l'autre.

2

LE RELÂCHEMENT DU DOS

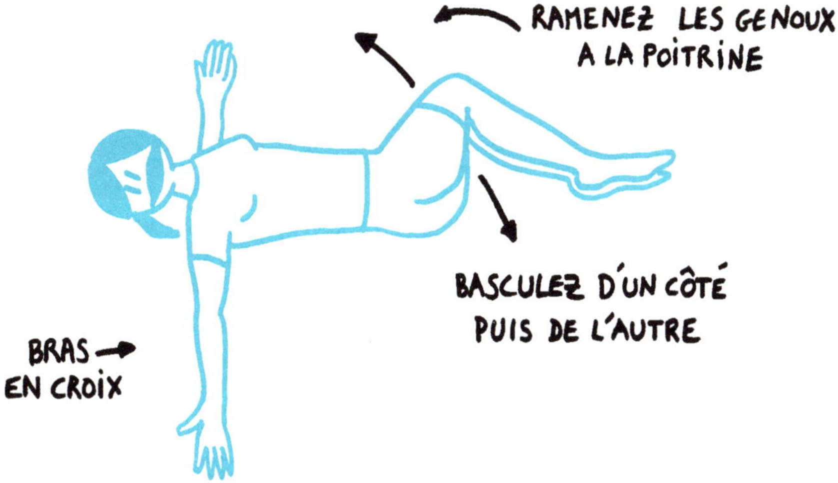

1. Allongé sur le dos, les bras en croix.

2. Ramenez les genoux à la poitrine puis basculez-les d'un côté, puis de l'autre.

3. Relâchez la pression dans le dos et dans tout le corps.

3 L'ÉTIREMENT

LE CONSEIL DE MARINE
Savez-vous qu'il est conseillé de s'étirer quelques heure après ou le lendemain de l'effort afin d'avoir des étirements plus qualitatifs et un meilleur ressenti ?

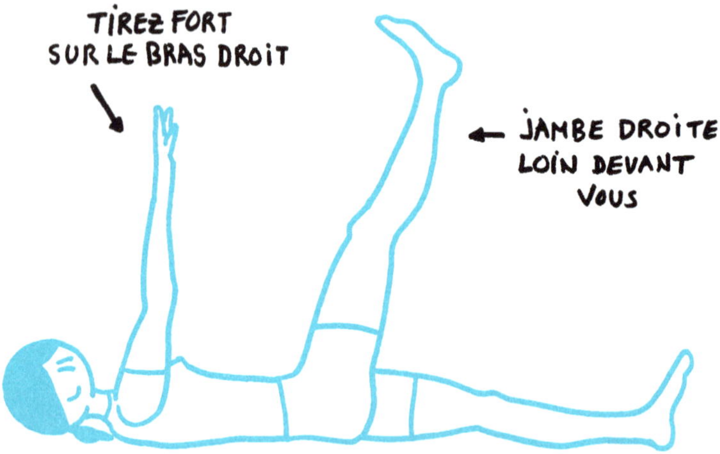

1. Allongé sur le dos.
2. Tirez très fort le bras droit au-dessus de la tête et la jambe droite loin devant vous.
3. Faites de même avec le bras et la jambe gauche.

OPTION À LA BAISSE

Faites le plus lentement en posant votre pied droit au sol avant de ramener le pied gauche.

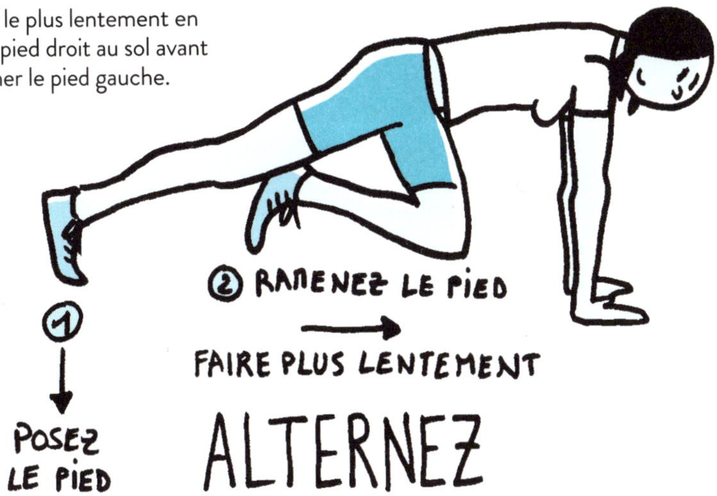

OPTION À LA HAUSSE

Accélérez votre mouvement en maintenant une bonne position.

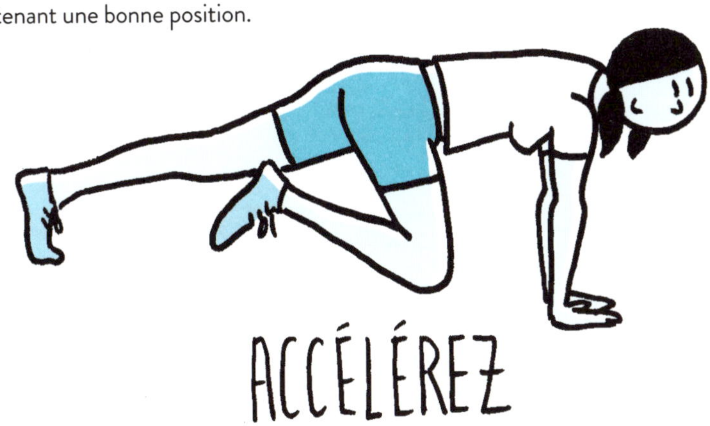

ESSENTIEL 3

LE JUMPING JACK

Vous allez travailler les cuisses, les fesses, les abdominaux et les dos.
C'est un travail très complet !

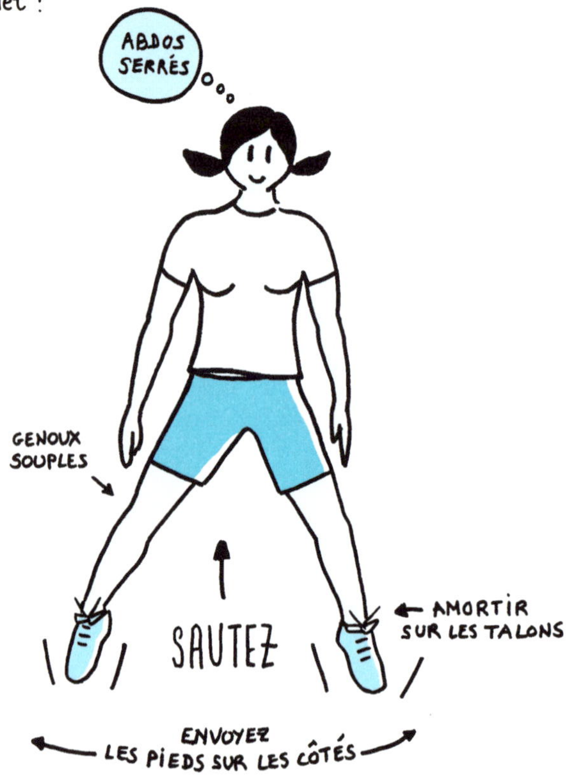

L'EXERCICE DE BASE

1. Debout, pieds serrés.
2. Sautez en envoyant les pieds sur les côtés. Pensez à garder les abdominaux serrés, et à amortir sur les talons et non les pointes de pieds ; gardez vos genoux souples et soyez dynamique.

LE CONSEIL DE MARINE

C'est un exercice qui peut paraître simple, mais qui nécessite une bonne posture. Attention donc à bien vous positionner !

OPTION À LA BAISSE

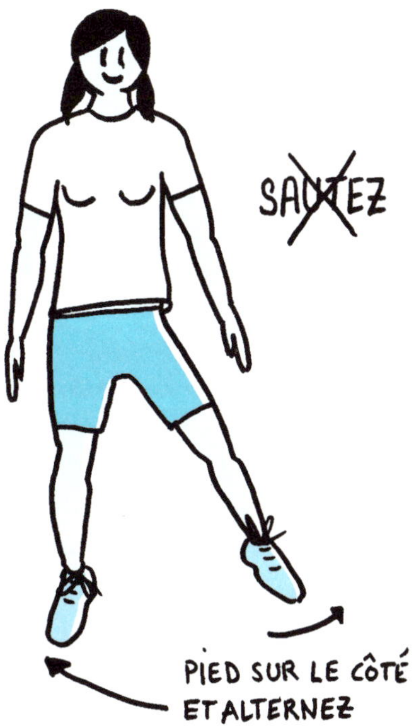

Sans le saut, alternez une jambe à droite puis une jambe à gauche.

OPTION À LA HAUSSE

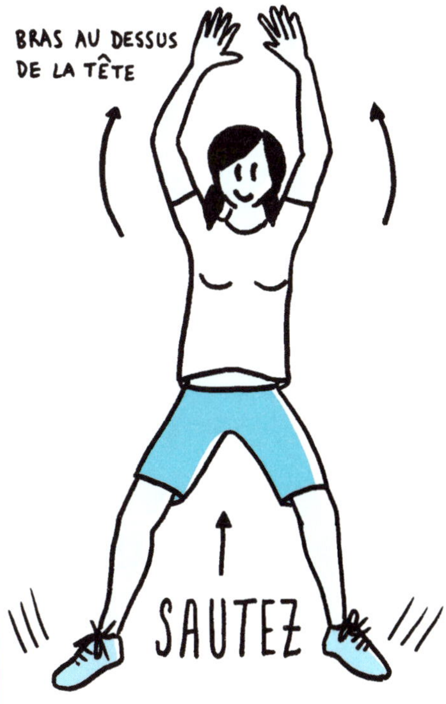

Rajoutez les bras au-dessus de la tête avec une bonne dose de dynamisme.

ESSENTIEL 4

LE SAUT À SKI

Vous allez travailler, les cuisses les fessiez et les abdominaux.
Attention, tournez toujours du même côté pour ne pas avoir la tête qui tourne !

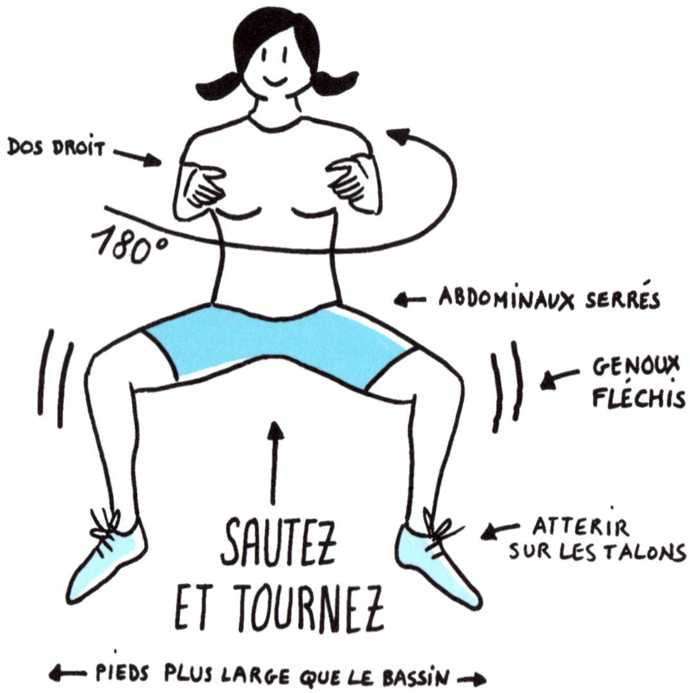

L'EXERCICE DE BASE

1. Squat large, pieds positionnés plus largement que le bassin, genoux fléchis, dos droit, abdominaux serrés.
2. Sautez et faites un tour de 180 degrés pour vous retrouver dans la même position mais de l'autre coté.
3. Alternez rapidement en gardant de bonnes positions et, surtout, en atterrissant à chaque fois sur les talons.

You Tube

RETROUVEZ L'EXERCICE EN VIDÉO SUR MA CHAINE

Training extérieur en vacances

OPTION À LA BAISSE

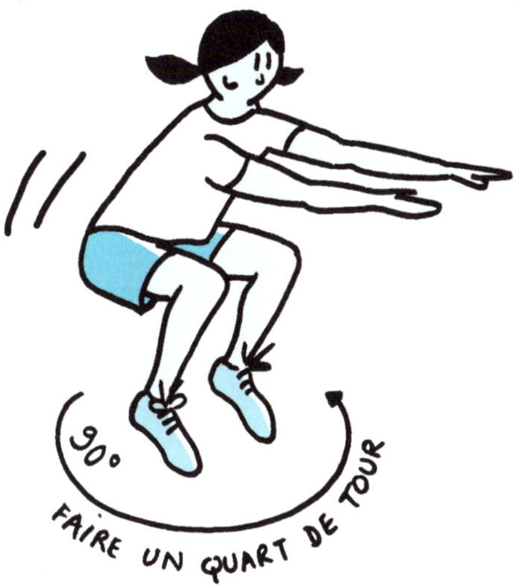
90°
FAIRE UN QUART DE TOUR

→ Faite un quart de tour à la place d'un demi-tour.

OPTION À LA HAUSSE

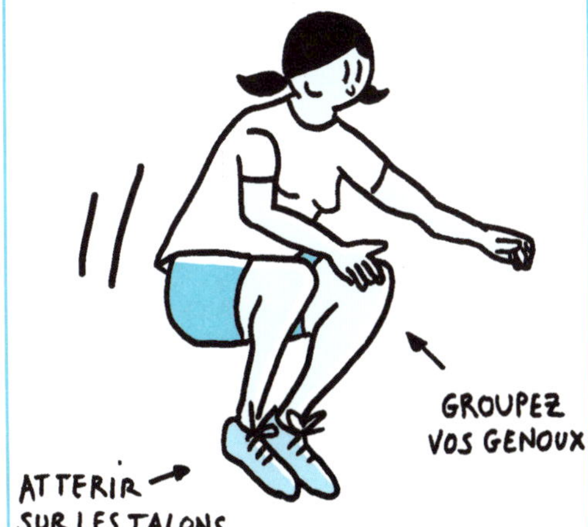
ATTERIR SUR LES TALONS
GROUPEZ VOS GENOUX

→ Descendez plus bas sur vos jambes ou groupez vos genoux lorsque vous êtes en l'air.

ESSENTIEL 5

LE GAINAGE PIEDS ALTERNÉS

Vous allez travailler la sangle abdominale et tous les muscles du centre du corps.

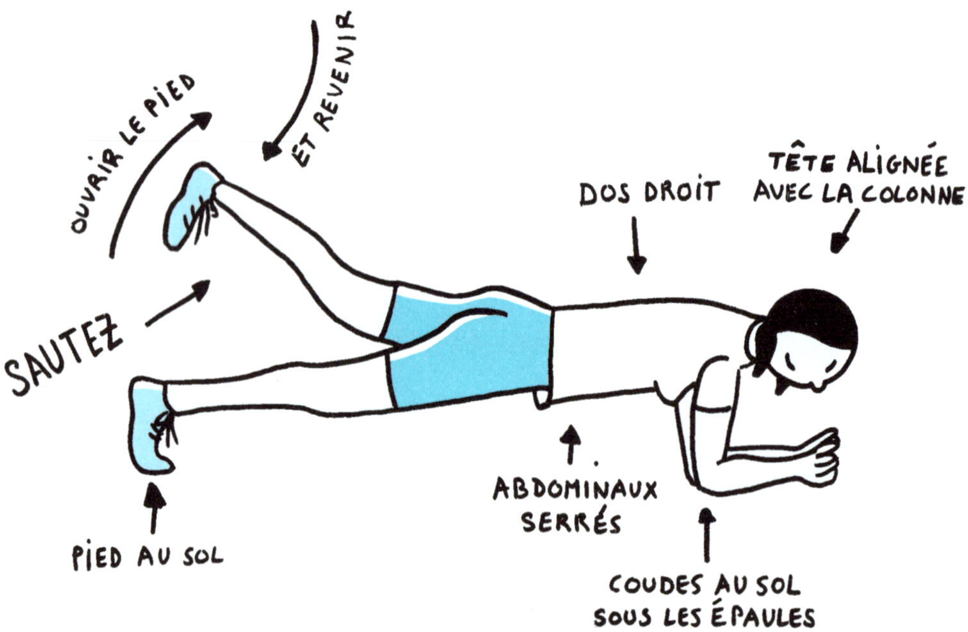

L'EXERCICE DE BASE

1

Planche sur les coudes ou sur les mains (selon votre préférence). Mains/coudes sous les épaules, dos droit, abdominaux serrés, pieds au sol et tête dans l'alignement de la colonne.

2

Ouvrez et fermer vos pieds sur les côtés en sautant et en pensant à bien maintenir un gainage fort au niveau du ventre. Revenez en position initiale.

OPTION À LA BAISSE

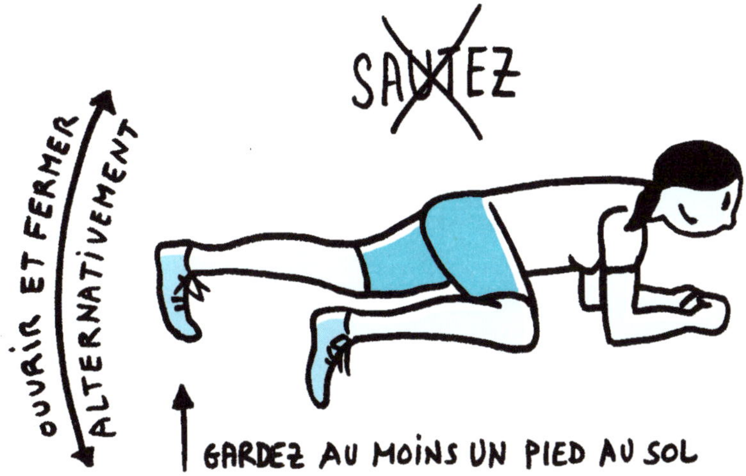

Ouvrez et fermez les pieds alternativement sans sauter et en gardant toujours au moins un pied au contact du sol.

OPTION À LA HAUSSE

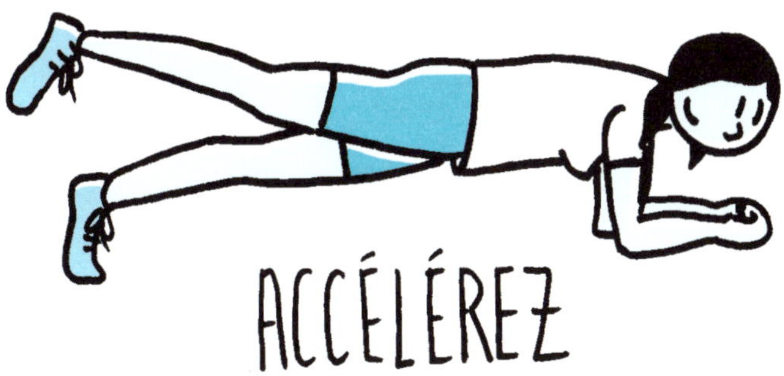

Augmentez le nombre de répétitions.

ESSENTIEL 6

LA MONTÉE DE GENOU

Avec cet exercice vous allez travailler votre condition physique et l'expansivité.

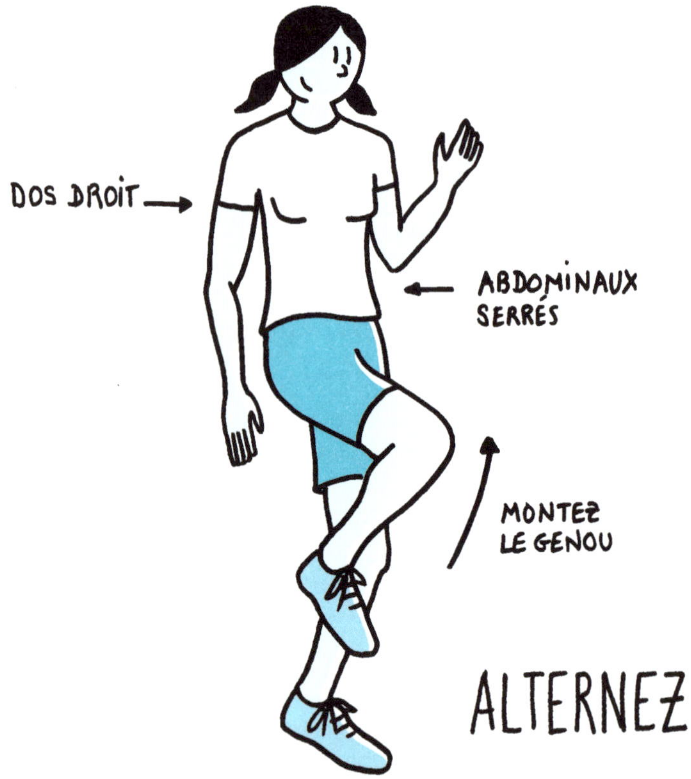

L'EXERCICE DE BASE

1. Debout, pieds serrés.
2. Montez vos genoux alternativement en gardant le dos droit et les abdominaux serrés.

You Tube

RETROUVEZ L'EXERCICE EN VIDÉO SUR MA CHAINE

Affiner ses cuisses : entraînement à la maison et running

OPTION À LA BAISSE

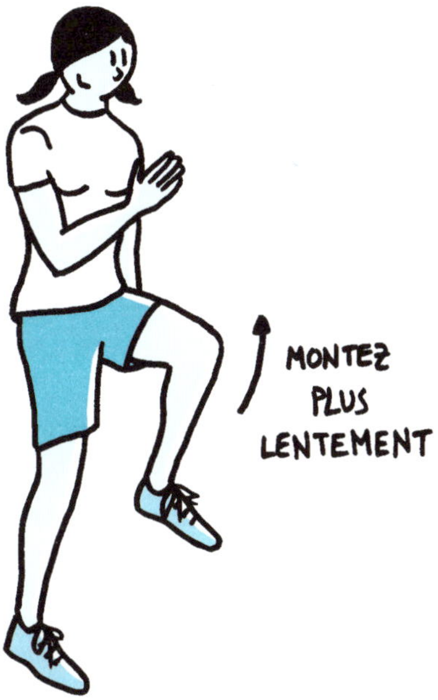

→ Montez vos genoux avec un rythme plus lent, ou même en marche rapide si vous voulez éviter les impacts.

OPTION À LA HAUSSE

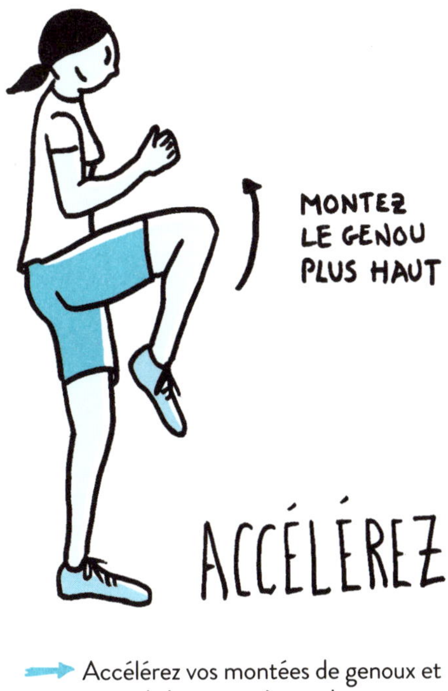

→ Accélérez vos montées de genoux et augmentez la hauteur où vous les montez (genoux plus proches de la poitrine)

ESSENTIEL 7

LES POMPES TOUCHE-ÉPAULE

Vous allez travailler le haut du corps, les abdominaux et votre expansivité.e.

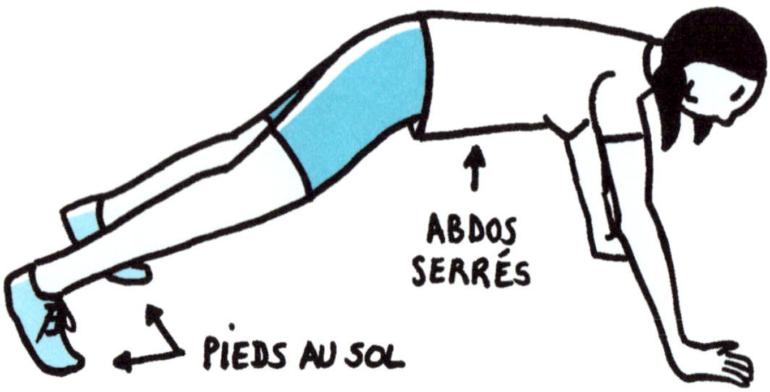

L'EXERCICE DE BASE

1. Allongé, mains sous les épaules, dos droit, abdominaux serrés, pieds au niveau du sol.
2. Inspirez en fléchissant vos coudes et en mettant la poitrine entre les mains ; serrez vos abdominaux, gardez le dos droit ; repoussez dans vos mains en expirant et, une fois en haut, venez toucher notre épaule gauche avec votre main droite.
3. Faites la même chose de l'autre côté.

OPTION À LA BAISSE

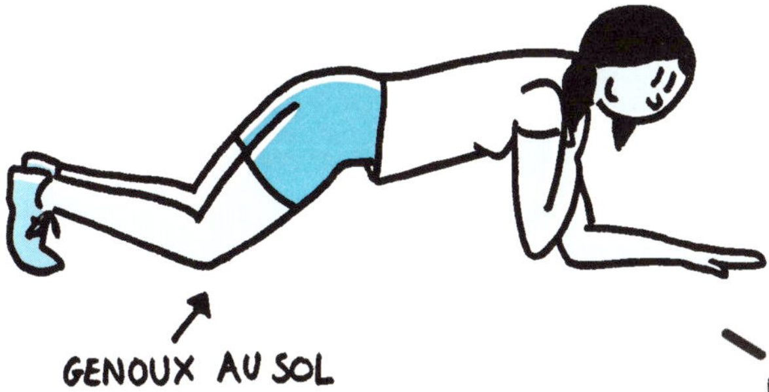

Faites la même chose les genoux au sol.

ET N'OUBLIEZ PAS : ON N'A RIEN SANS RIEN ! ALLEZ, DU COURAGE, VOUS POUVEZ LE FAIRE !

OPTION À LA BAISSE

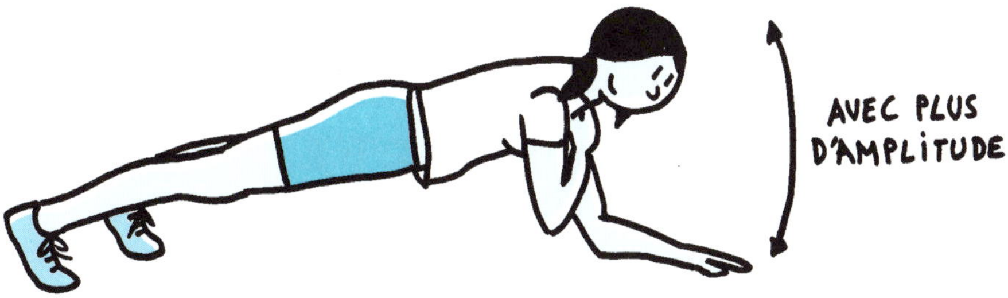

Cherchez plus d'amplitude et accélérez le mouvement en gardant les bons placements.

ESSENTIEL 8

LES FENTES SAUTÉES

Avec cet exercice, vous allez travailler vos cuisses, vos fessiers et votre condition physique.

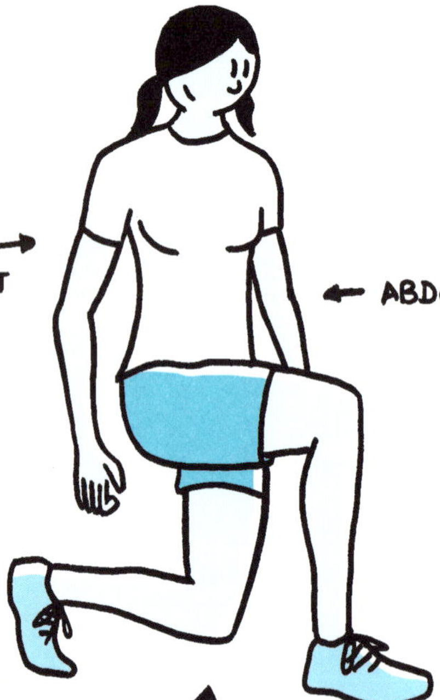

L'EXERCICE DE BASE

1

Un pied devant l'autre derrière, le poids du corps entre les deux pieds. Le pied de devant doit être sous le genou, et vous devez être sur la pointe de pied à l'arrière. Dos droit et les abdominaux serrés.

2

Sautez vers le plafond en inversant pied avant et pied arrière. Pensez à vous grandir et à rester gainé.

YouTube

RETROUVEZ L'EXERCICE EN VIDÉO SUR MA CHAINE

Affiner ses cuisses : entraînement à la maison et running

OPTION À LA BAISSE

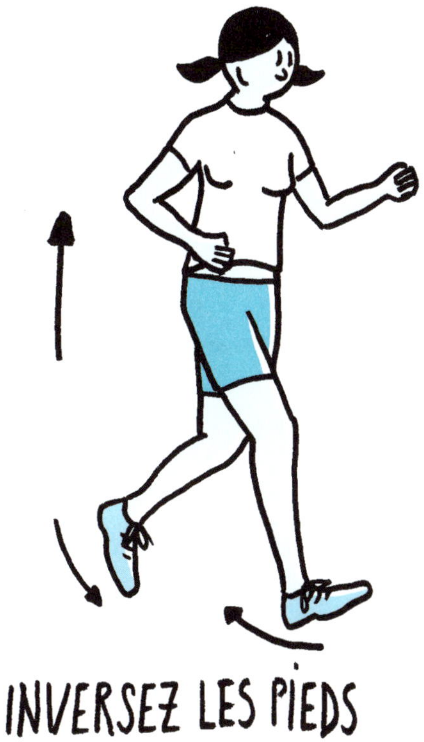

→ faites la même chose sans le saut : inversez en descendant en fente sur chaque changement et en replaçant vos pieds au mieux avant de changer.

OPTION À LA HAUSSE

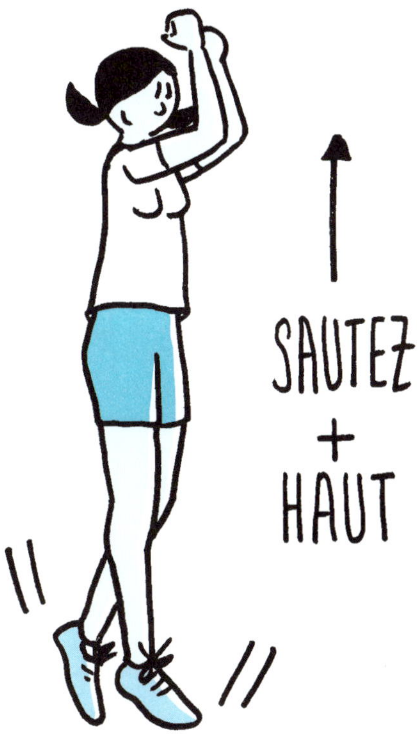

→ sautez plus haut et accélérez le rythme.

ESSENTIEL 9

LES BURPEES

Avec ces exercices vous allez travailler votre condition physique, le haut du corps, le bas du corps ainsi que vos abdominaux. Cet exercice est très complet !

L'EXERCICE DE BASE

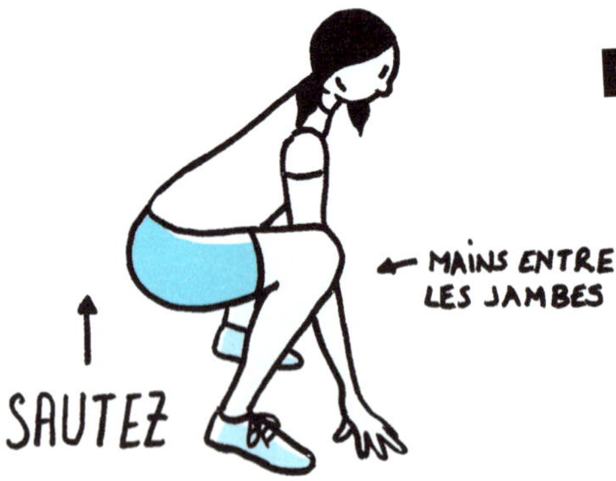

1

Debout, dos droit, descendez les mains au sol entre les pieds en fléchissent vos jambes.

2

Sautez en positionnant les pieds vers l'arrière pour arriver en planche, tout en serrant vos abdominaux.

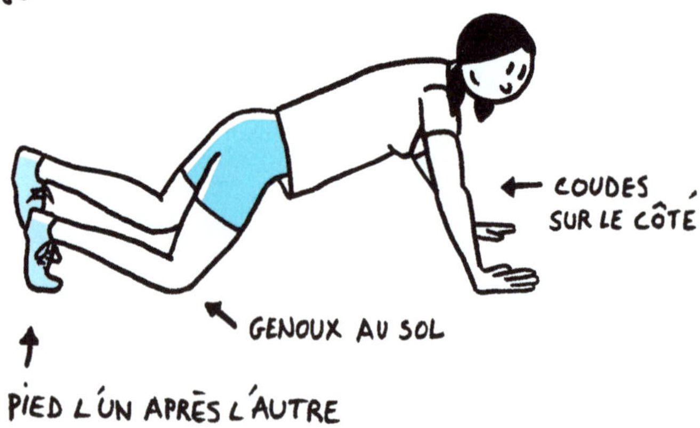

3

Une fois en planche descendez en pompe, les coudes sur les côtés, la poitrine entre les mains, puis remontez et revenez pieds entre les mains.

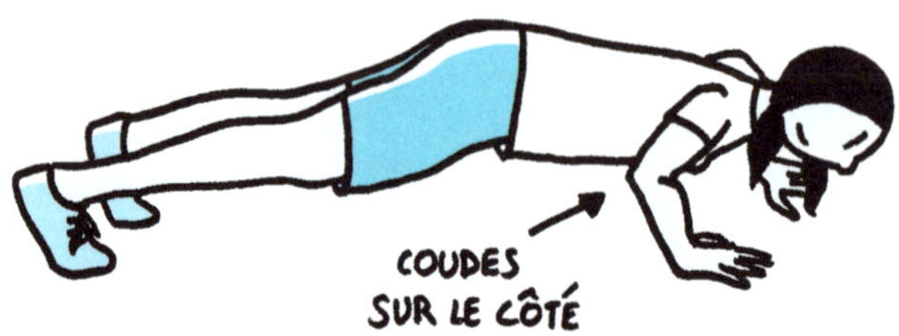

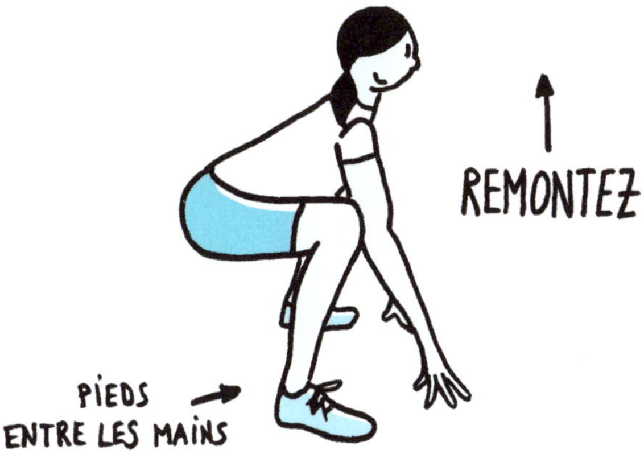

4

Redressez-vous comme si vous remontiez d'un squat, le dos droit.

OPTION À LA BAISSE

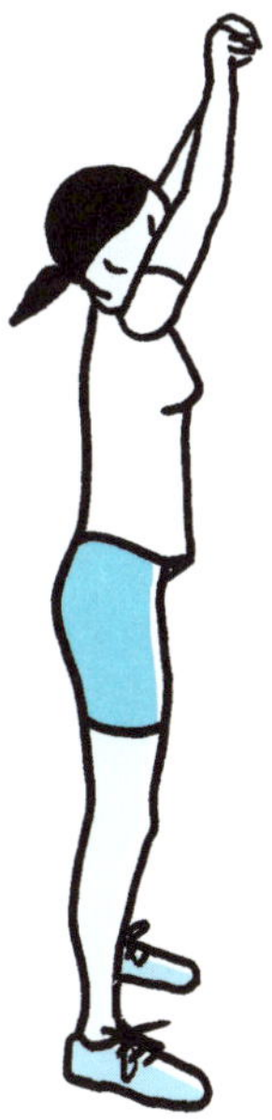

Lancez vous en planche mais les pieds l'un après l'autre. Faites votre pompe les genoux au sol et remontez sans le saut.

OPTION À LA BAISSE

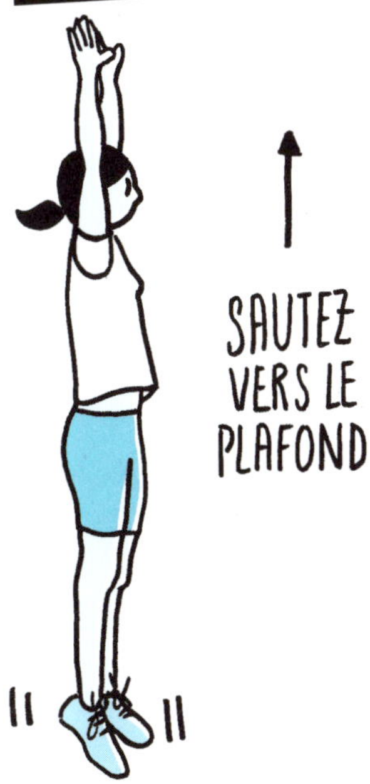

Lorsque vous remontez, faites-le avec de l'expansivité et en sautant vers le plafond.

ESSENTIEL 10

LE GAINAGE COUDE-MAIN

Avec cet exercice, vous allez travailler le haut du corps, et surtout, votre sangle abdominale.

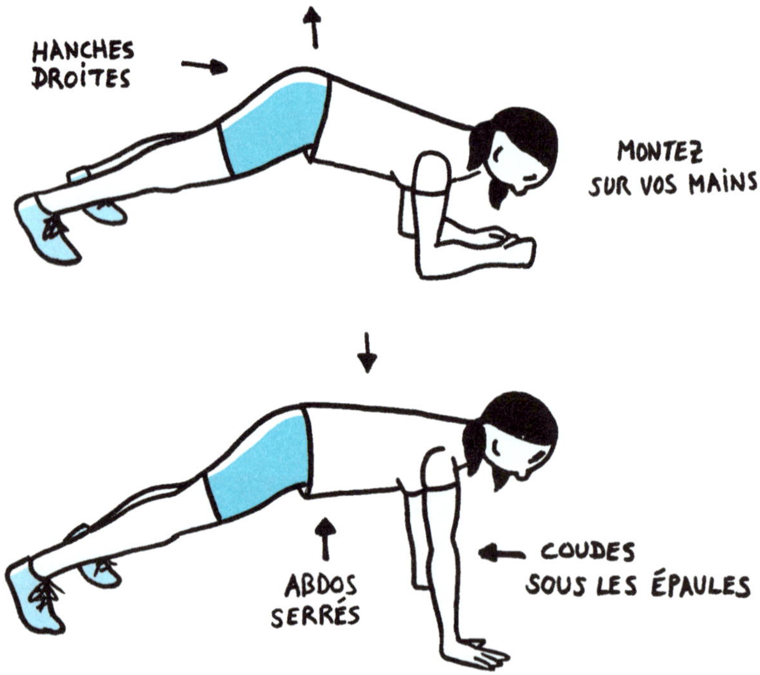

L'EXERCICE DE BASE

1. En planche sur les coudes, coudes sous les épaules, dos droit et abdominaux serrés.
2. Montez sur vos mains sans poser les genoux au sol et en gardant les hanches droites.
3. Alternez ensuite gainage coude et gainage main.

OPTION À LA BAISSE

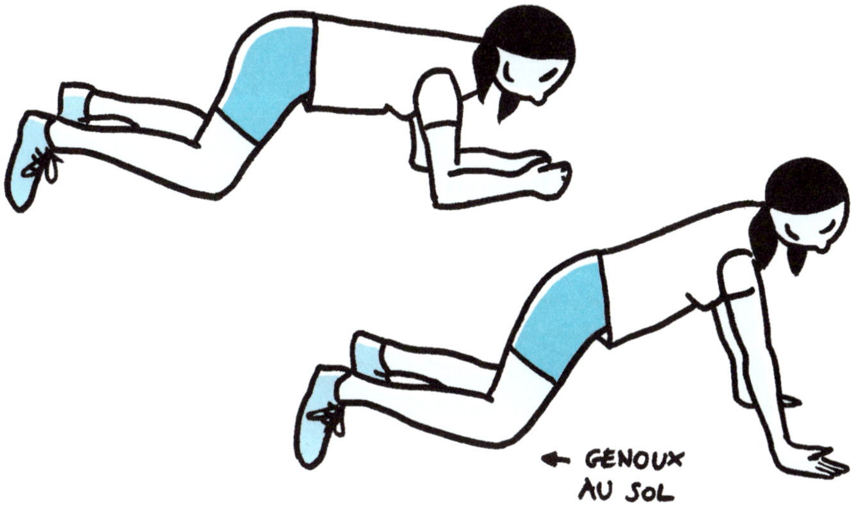

Effectuez l'exercice avec les genoux au sol.

OPTION À LA HAUSSE

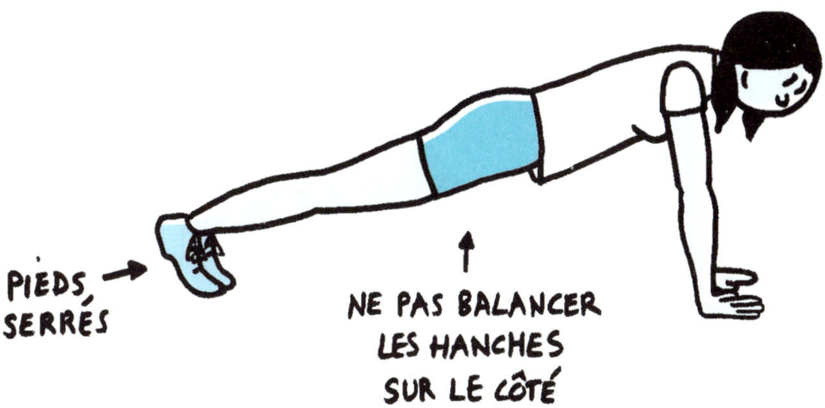

Faites l'exercice avec les pieds serrés en essayant de pas balancer les hanches sur le côté.

POUR TENIR LE COUP !

LE TRUC DE MARINE
pour ne pas flancher,
pour aller plus loin,
pour se motiver...

1 LORSQUE CELA DEVIENT DIFFICILE,

ou lorsque vous sortez de votre zone de confort, faites une pause et posez-vous les bonnes questions, celles qui vont vous permettre de mieux comprendre pourquoi vous êtes en difficulté et ce que vous pouvez faire pour aller plus loin et vous améliorer. Où avec vous le plus de mal : au niveau musculaire ? au niveau du cœur, du cardio ?

2 PRATIQUEZ AVEC DES AMIS, CHALLENGEZ-VOUS,

et surtout, corrigez-vous sur les postures. De belles postures garantissent une belle exécution et un bon mouvement.

3 NOTEZ, LORSQUE VOUS COMMENCEZ,

à quel endroit vous avez du mal et à quel moment ; puis quelques semaines plus tard, revenez sur cela et regardez votre évolution : vous allez voir, vous allez être impressionné par le changement !

4 DONNEZ-VOUS DES PETITS OBJECTIFS

accessibles et pas trop difficiles à tenir ; vous allez être content et fier de les atteindre. Et chaque semaine ou chaque mois, un nouvel objectif !

5 PRENEZ-VOUS EN PHOTO APRÈS VOTRE SÉANCE,

oui, oui même rouge écarlate, transpirant, et décoiffé ! Cela vous montre l'intensité de votre travail ! Cela permet aussi, les jours où vous êtes moins motivé, de regarder cette photo et de vous dire : oui je l'ai fait, oui j'étais très bien après, oui je vais le refaire ! Et, surtout, de partager votre victoire avec vos amis, sur les différents réseaux sociaux.

VOTRE PROGRAMME SUR UN MOIS

4 SEMAINES POUR UN ENTRAÎNEMENT AU TOP, SELON VOTRE NIVEAU !

LE HIIT PEUT SE COMBINER À D'AUTRES SPORTS pour encore plus de rythme et d'entraînement.

DES CONSEILS POUR SE METTRE À LA COMPÉTITION, comme le triathlon et même l'IronMan (soyons fous !)

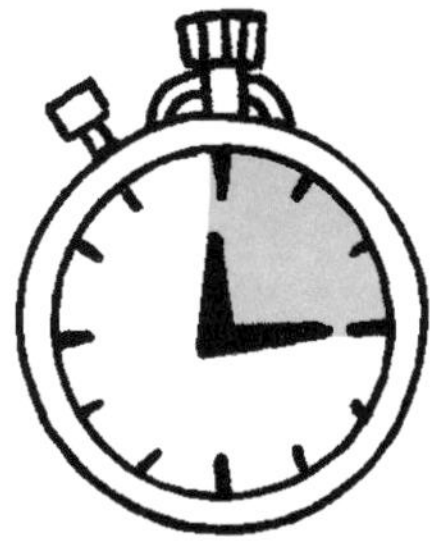

AUGMENTER LE TEMPS DES EXERCICES ET DIMINUER LE TEMPS DE RÉCUPÉRATION : voilà le secret pour progresser !

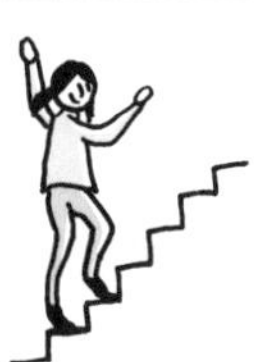

VOUS POUVEZ FAIRE DE L'EXERCICE DANS LA VIE DE TOUS LES JOURS : des conseils et des astuces.

ON SE BOUGE !

1ÈRE SEMAINE

Avant toute chose, faites le test p.6, achetez-vous de bonnes chaussures, et vérifiez auprès d'un médecin que vous êtes apte à la pratique du HIIT.

Pour cette première semaine, je vous propose trois jours de travail, avec en option une activité physique de votre choix. Vous pouvez mixer les exercices, rien n'est obligatoire !

Au fur et à mesure, vous allez avoir des exercices préférés, mais attention, je vous ai à l'œil, ne choisissez pas les exos faciles, challengez-vous tout le temps sur des mouvements qui vous semblent moins faciles à réaliser (progression assurée☺). Pour cela, vous pouvez choisir les options hautes des exercices proposés. Au contraire, si vous sentez que vous êtes mal placé ou en difficulté, faites les options basses.

LUNDI

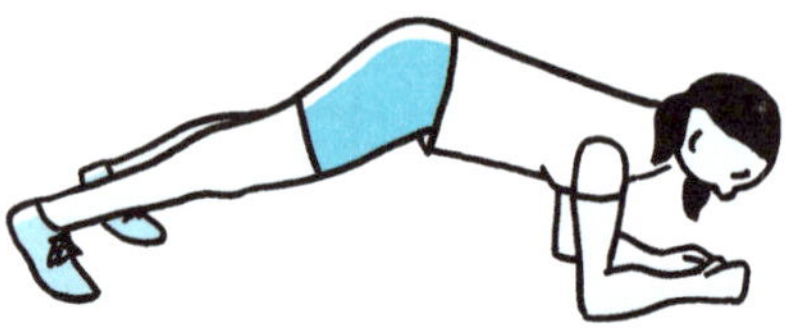

GAINAGE (ABDOS)-HAUT DU CORPS

- **12** Pompes touche-épaule
- **50** Mountain climber
- **24** Gainage coude-main
- **10** Burpees

→ À répéter 4 ou 5 fois, avec un temps de récupération entre les séries suivant votre résultat au test p.7.

MARDI

SPORT AU CHOIX OU REPOS

MERCREDI

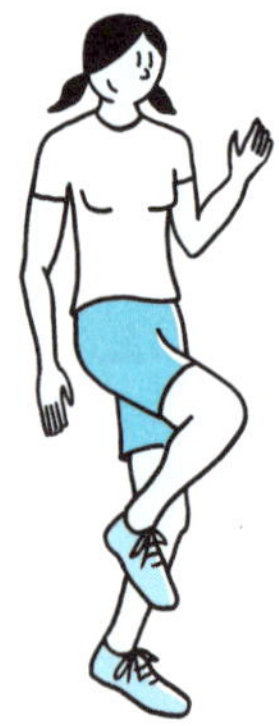

BAS DU CORPS

- **20** Fentes sautées
- **50** Montées de genoux
- **15** Jumping Jack
- **12** Saut à ski

→ À répéter 4 ou 5 fois, avec un temps de récupération entre les séries suivant votre résultat au test p.7.

JEUDI

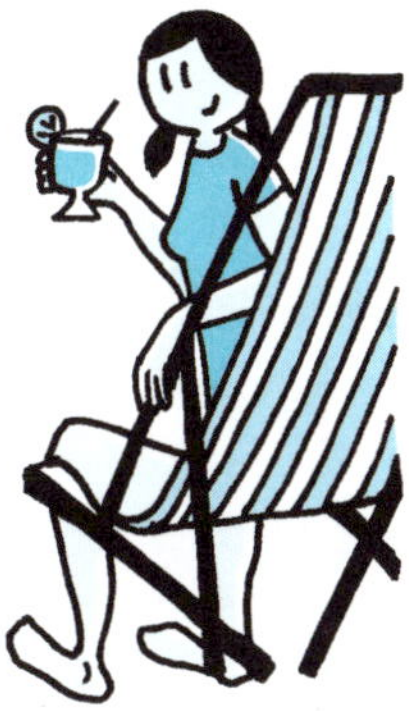

REPOS

VENDREDI

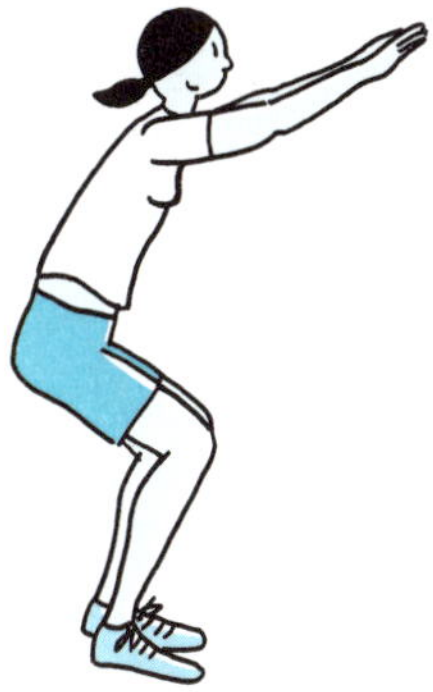

CARDIO

12 Squat jump

12 Saut à ski

50 Montées de genoux

20 Gainage pieds alternés

→ À répéter 4 ou 5 fois, avec un temps de récupération entre les séries suivant votre résultat au test p.7.

MON FITNESS DE LA SEMAINE

LUNDI ____________

MARDI ____________

MERCREDI ____________

JEUDI ____________

VENDREDI ____________

SAMEDI ____________

DIMANCHE ____________

SAMEDI

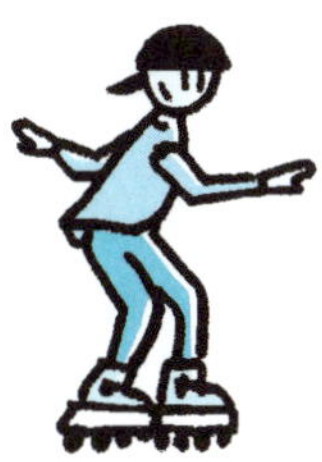

SPORT AU CHOIX

OU

REPOS

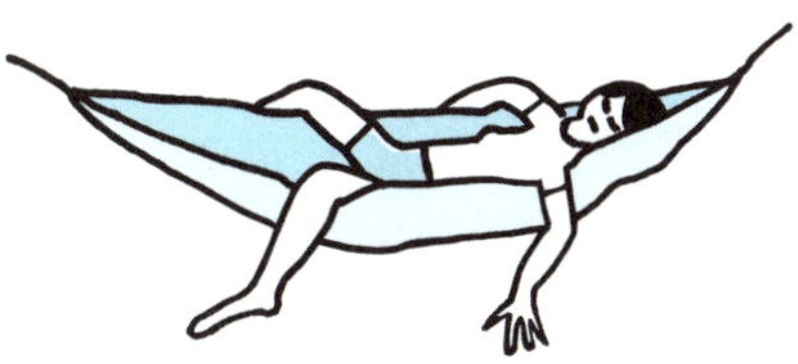

DIMANCHE

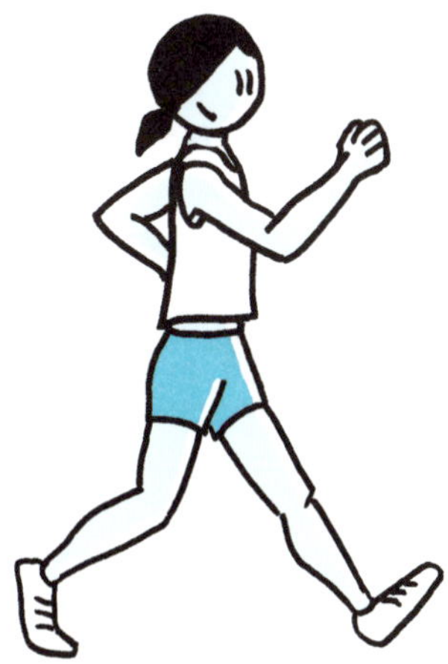

MARCHE
OU
COURSE À PIEDS

ON SE BOUGE !

2ÈME SEMAINE

Avant de commencer cette seconde semaine, faites un point sur la précédente.

Soyez fier de vous, de toute façon !

Qu'est-ce qui vous a semblé facile, moins facile, sur quel exercice et à quel moment avez-vous été en difficulté ? N'hésitez pas à relire les descriptifs des exercices pour être sur de bien les exécuter sans vous blesser.

Au cours de cette semaine, vous allez avoir un temps de récupération inférieur à celui de la première semaine. Vous pouvez repartir du calcul de la première semaine, mais enlever 30 secondes à chaque temps de récupération.

LUNDI

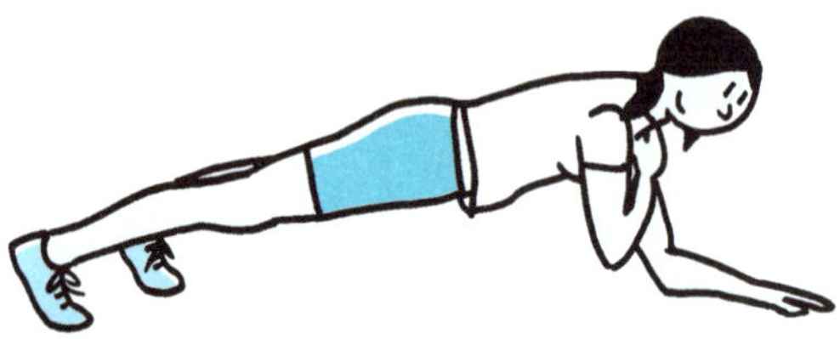

GAINAGE (ABDOS)-HAUT DU CORPS

- **24** Gainage coude-main
- **10** Burpees
- **12** Pompes touche-épaule
- **50** Mountain climber

→ À répéter 4 ou 5 fois, avec un temps de récupération entre les séries suivant votre résultat au test p.7.

MARDI

SPORT AU CHOIX OU REPOS

MERCREDI

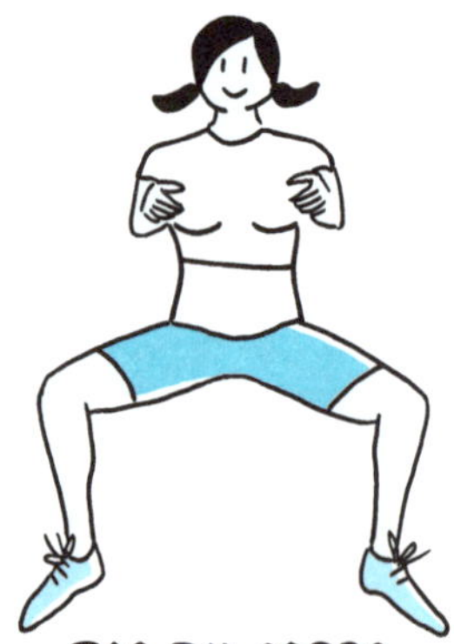

BAS DU CORPS

- **12** Saut à ski
- **15** Jumping Jack
- **50** Montée de genoux
- **20** Fentes sautées

→ À répéter 4 ou 5 fois, avec un temps de récupération entre les séries suivant votre résultat au test p.7.

JEUDI

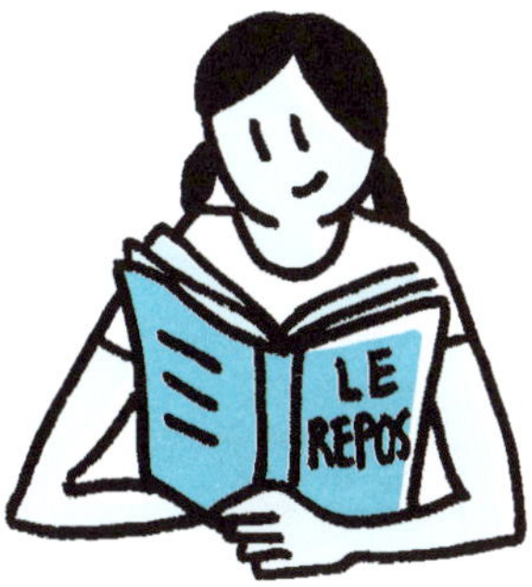

REPOS

VENDREDI

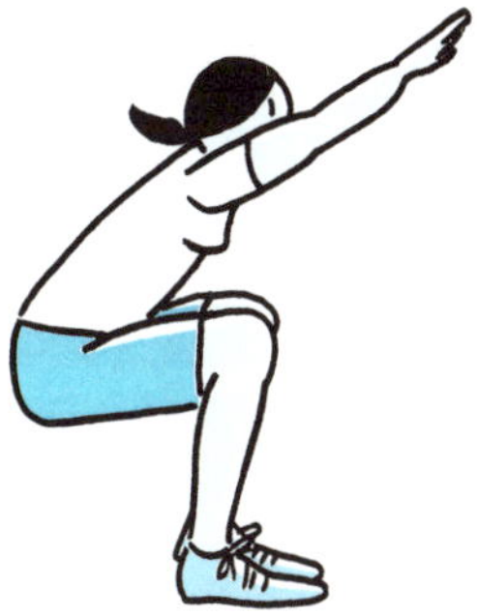

CARDIO

20 Gainage pieds alternés

50 Montées de genoux

12 Saut à ski

12 Squat jump

→ À répéter 4 ou 5 fois, avec un temps de récupération entre les séries suivant votre résultat au test p.7.

MON FITNESS DE LA SEMAINE

LUNDI ____________

MARDI ____________

MERCREDI ____________

JEUDI ____________

VENDREDI ____________

SAMEDI ____________

DIMANCHE ____________

SAMEDI

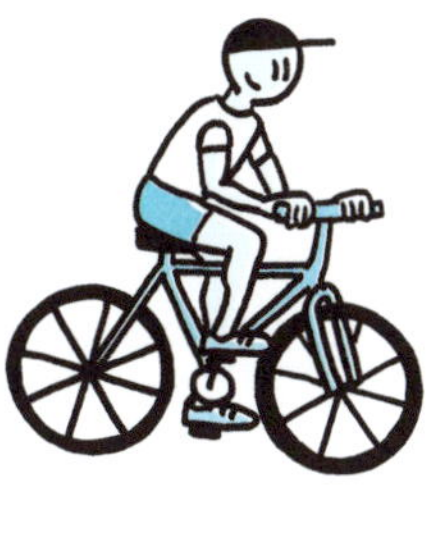

SPORT AU CHOIX

OU

REPOS

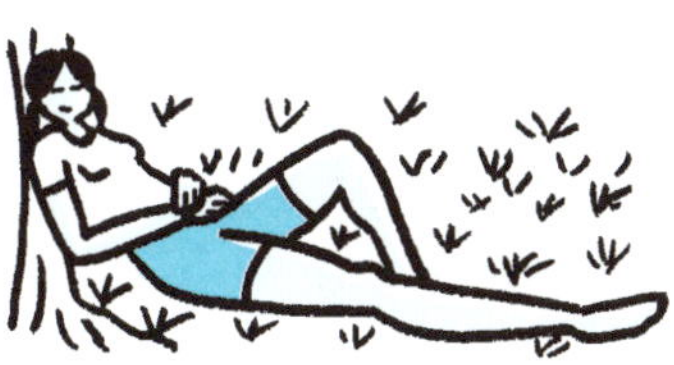

DIMANCHE

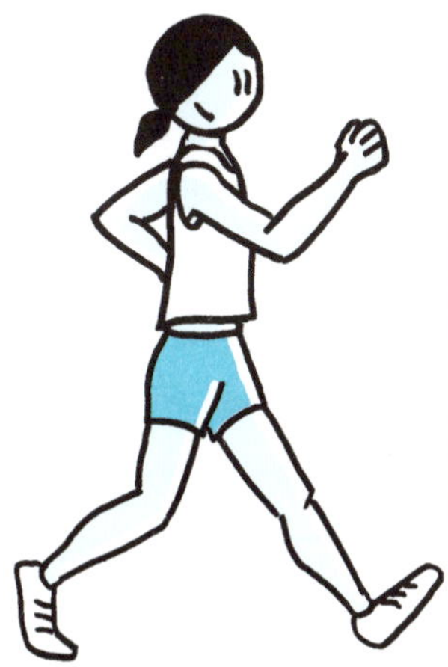

MARCHE OU COURSE À PIEDS

→ augmentez votre distance ou votre temps d'exercice.

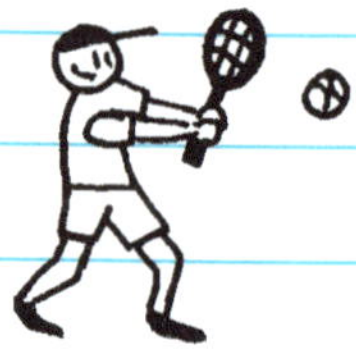

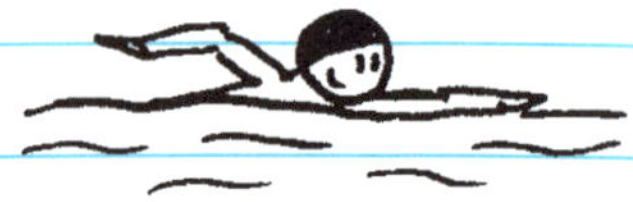

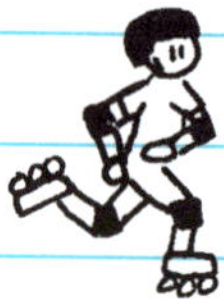

ET SI VOUS VOUS METTIEZ AUX SPORTS ?

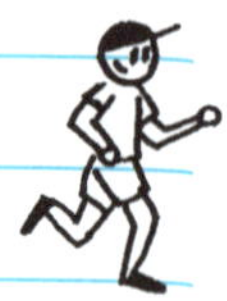

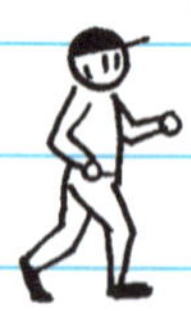

VOUS POUVEZ ASSOCIER DIFFÉRENTS SPORTS AVEC LE HIIT, QUI VA VOUS PERMETTRE DE PROGRESSER DIFFÉREMMENT DANS CHAQUE DISCIPLINE.

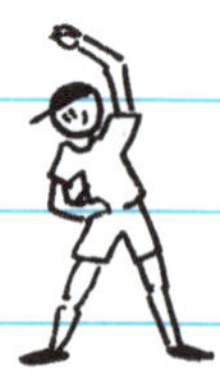

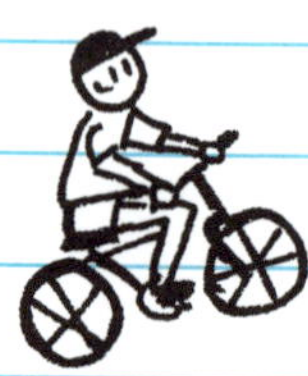

LA COURSE À PIED

vous allez développer une certaine endurance musculaire et une force différente dans le bas du corps. Travailler en expansivité pour gagner plus de tonicité et de peps dans vos jambes lors de vos run.

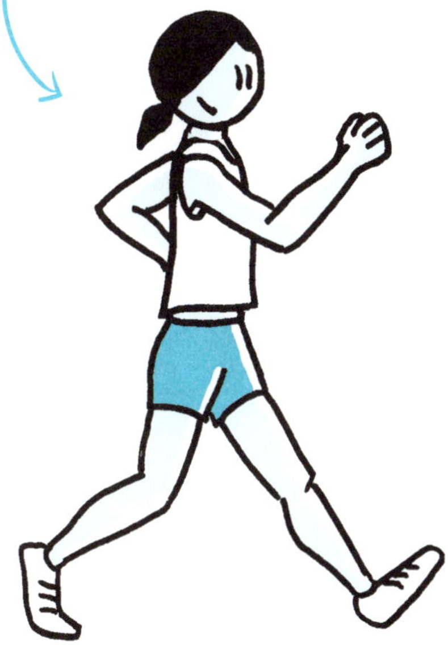

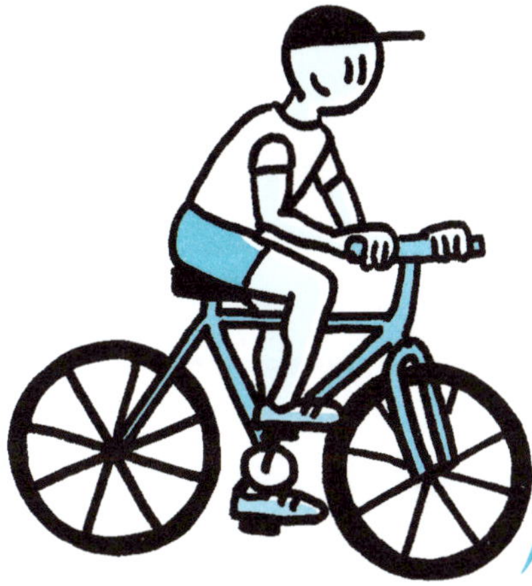

LE VÉLO

avec le HIIT vous allez apprendre à travailler sur le cœur ainsi qu'à avoir un bon travail sur les jambes (surtout avec les exercices axés bas du corps). Vous allez donc, comme avec la course à pied, développer une façon de travailler vos muscles qui vous sera bénéfique lorsque vous allez faire du vélo. Vous serez moins essoufflé et vous allez mieux « tenir ».

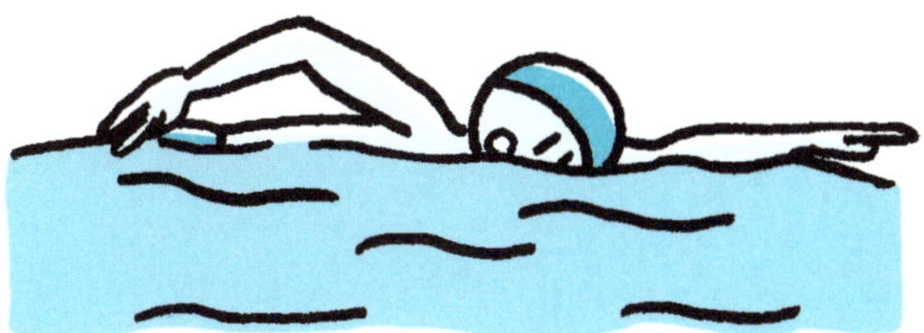

LA NATATION

le HIIT est une excellente façon de travailler pour les nageurs ! Travaillez sur vos abdominaux et votre centre du corps avec les gainages ! Pour avoir une bonne technique en natation, une bonne sangle abdominale est essentielle !

ON SE BOUGE !

3ÈME SEMAINE

Pour cette semaine, vous allez augmenter chaque exercice de 4 répétitions.
Gardez le même temps de récupération que lors de la seconde semaine.

LUNDI

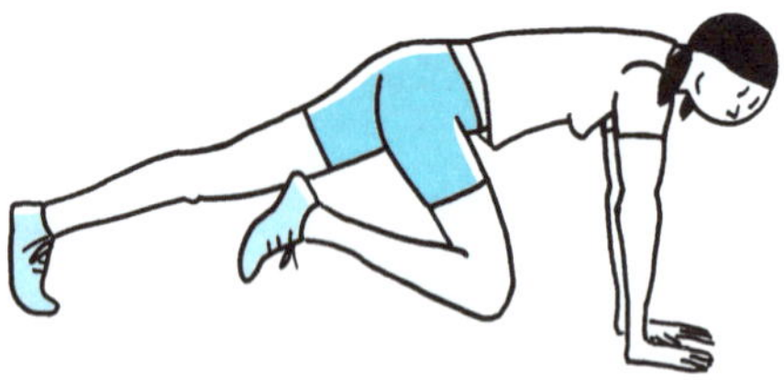

GAINAGE (ABDOS)-HAUT DU CORPS

28 Gainage coude-main

14 Burpees

16 Pompes touche-épaule

54 Mountain climber

→ À répéter 6 ou 7 fois, avec un temps de récupération entre les séries suivant votre résultat au test p.7.

MARDI

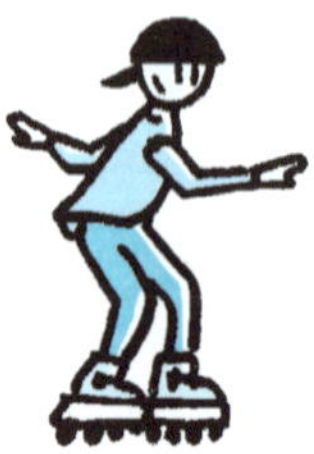

SPORT AU CHOIX

OU

REPOS

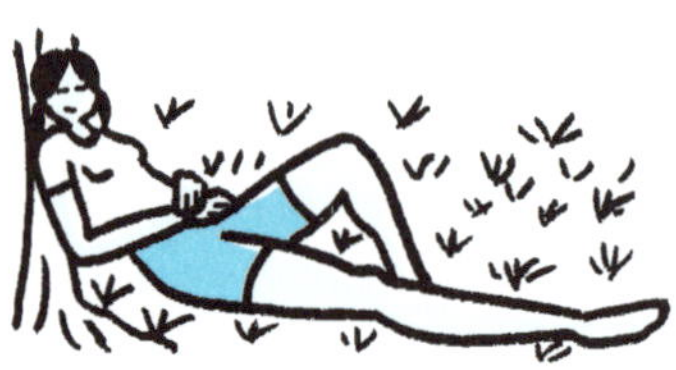

MERCREDI

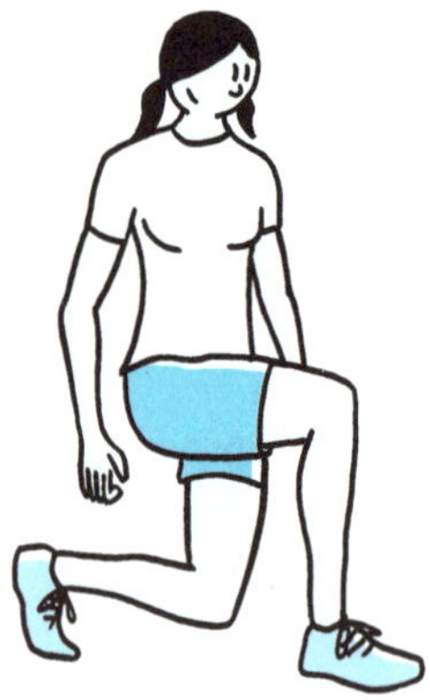

BAS DU CORPS

16 Saut à ski

19 Jumping Jack

54 Montée de genoux

24 Fentes sautées

→ À répéter 4 ou 5 fois, avec un temps de récupération entre les séries suivant votre résultat au test p.7.

MON FITNESS DE LA SEMAINE

LUNDI ______

MARDI ______

MERCREDI ______

JEUDI ______

VENDREDI ______

SAMEDI ______

DIMANCHE ______

JEUDI

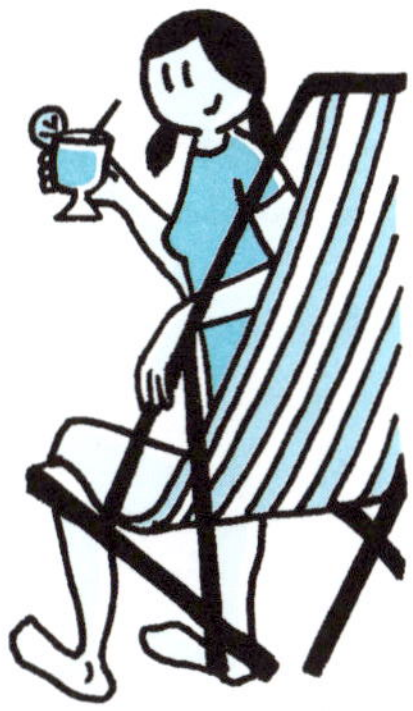

REPOS

VENDREDI

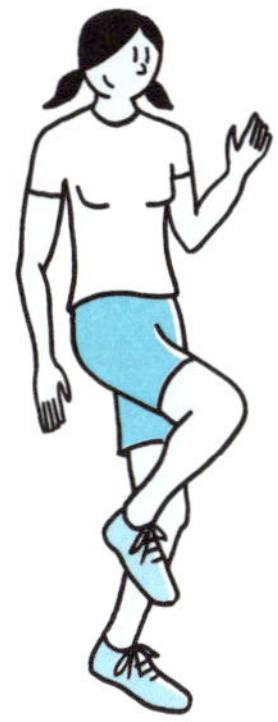

CARDIO

24 Gainage pieds alternés

54 Montées de genoux

16 Saut à ski

16 Squat jump

→ À répéter 4 ou 5 fois, avec un temps de récupération entre les séries suivant votre résultat au test p.7.

SAMEDI

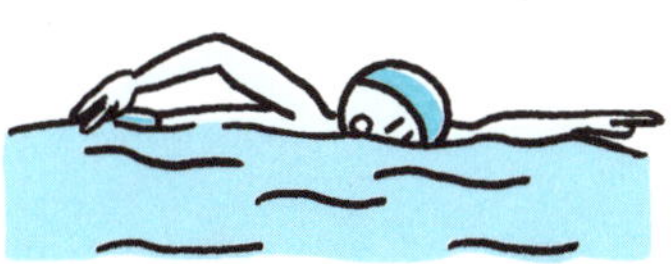

SPORT AU CHOIX

OU

REPOS

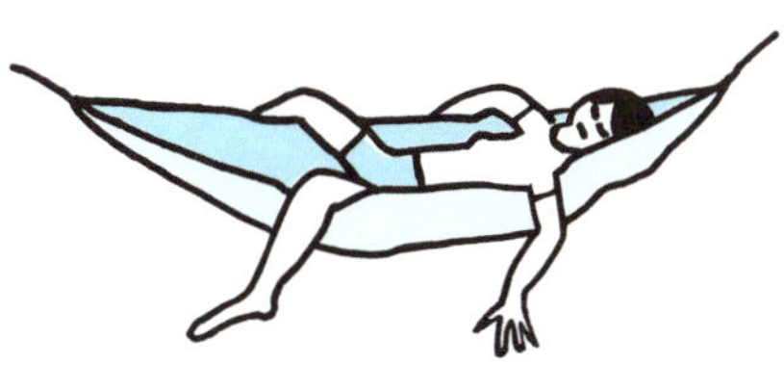

DIMANCHE

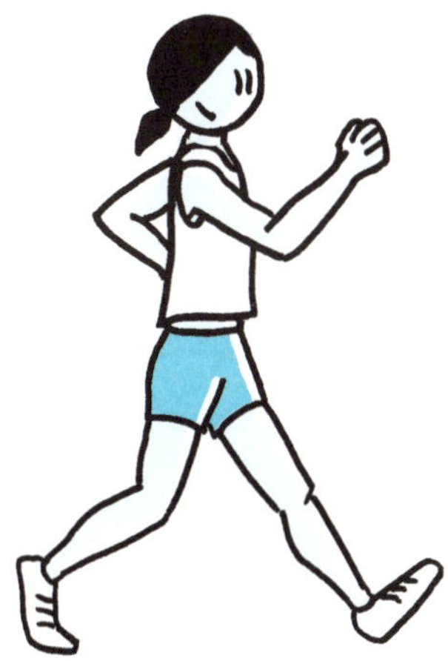

MARCHE OU COURSE À PIEDS

→ augmentez votre distance ou votre temps d'exercice.

ON SE BOUGE !

4ÈME SEMAINE

Pour cette semaine, gardez le nombre de répétitions de la troisième semaine, le même temps de récupération, mais faites une à deux séries de plus que précédemment.

LUNDI

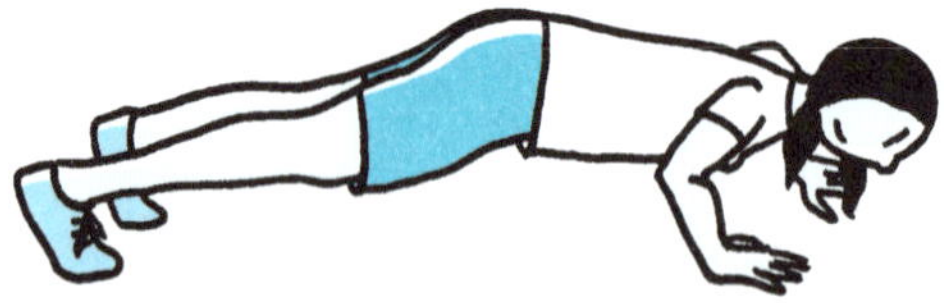

GAINAGE (ABDOS)-HAUT DU CORPS

- **16** Pompes touche-épaule
- **54** Mountain climber
- **28** Gainage coude-main
- **14** Burpees

→ À répéter 6 ou 7 fois, avec un temps de récupération entre les séries suivant votre résultat au test p.7.

MARDI

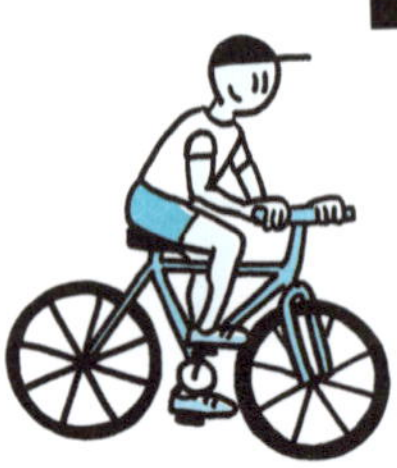

SPORT AU CHOIX

OU

REPOS

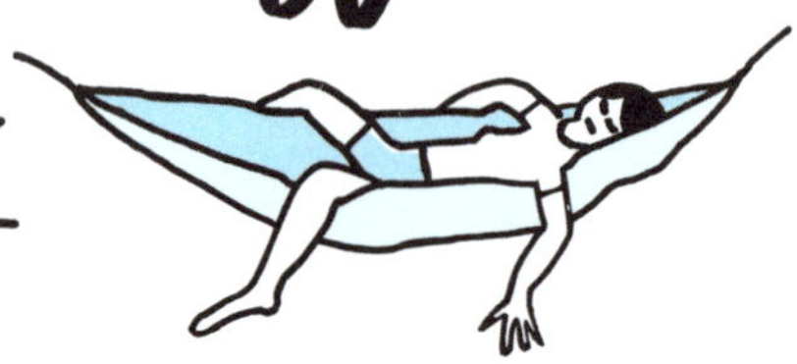

MERCREDI

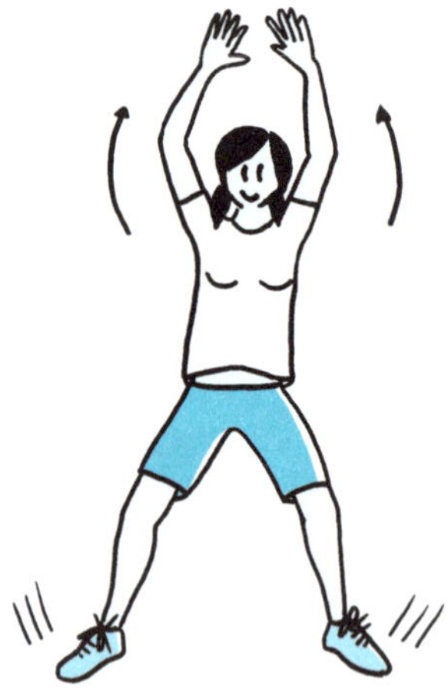

BAS DU CORPS

- **24** Fentes sautées
- **54** Montée de genoux
- **19** Jumping Jack
- **16** Saut à ski

→ À répéter 6 ou 7 fois, avec un temps de récupération entre les séries suivant votre résultat au test p.7.

JEUDI

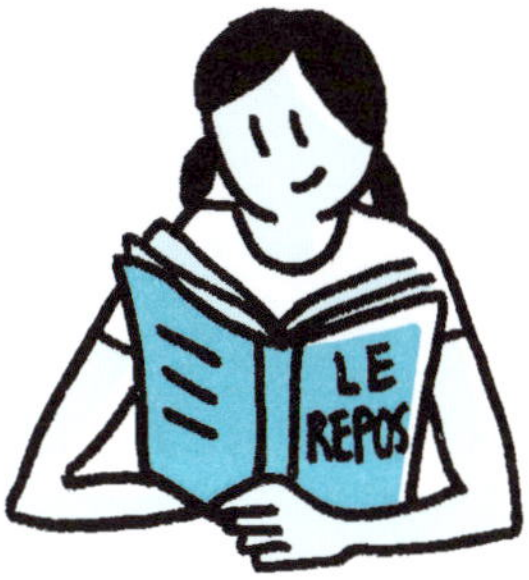

REPOS

VENDREDI

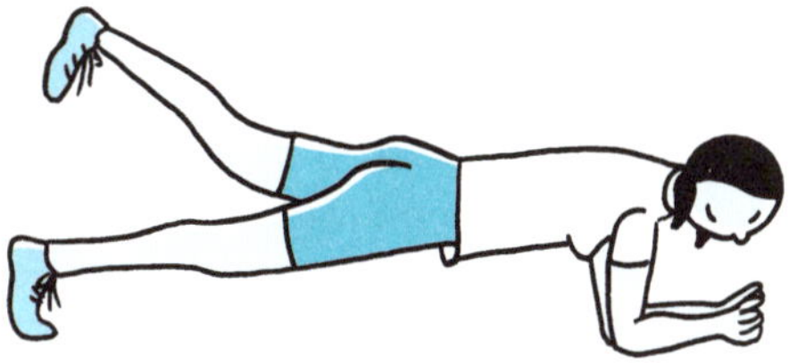

À répéter 4 ou 5 fois, avec un temps de récupération entre les séries suivant votre résultat au test p.7.

CARDIO

16	16	54	24
Squat jump	Saut à ski	Montées de genoux	Gainage pieds alternés

SAMEDI

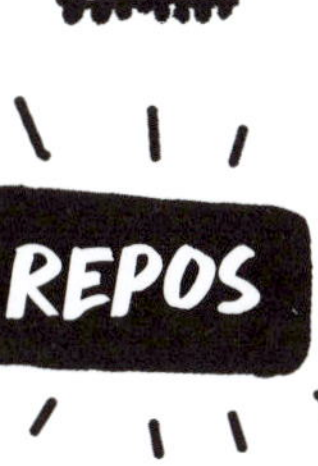

SPORT AU CHOIX

OU

REPOS

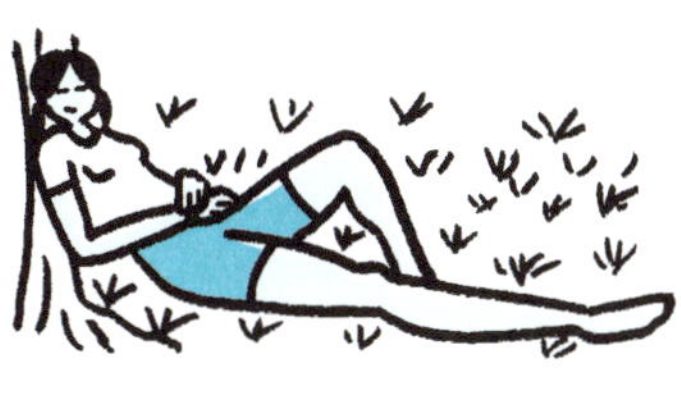

MON FITNESS DE LA SEMAINE

LUNDI ______________

MARDI ______________

MERCREDI ______________

JEUDI ______________

VENDREDI ______________

SAMEDI ______________

DIMANCHE ______________

DIMANCHE

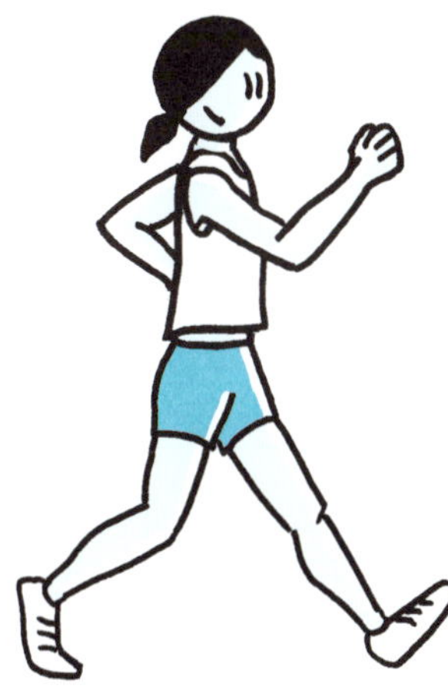

MARCHE OU COURSE À PIEDS

augmentez votre distance ou votre temps d'exercice.

ET LE POINT DE CÔTÉ, ON EN PARLE ?

Quand vous faites un entraînement comme le HIIT, il est possible que vous ayez des points de côté pendant l'effort et des courbatures après l'effort.
Voici mes conseils pour bien les gérer :

LE POINT DE CÔTÉ

LE POINT DE CÔTÉ ≠ FIN DE L'EFFORT

LE POINT DE CÔTÉ = PAUSE POUR MIEUX REPARTIR.

Le point de côté arrive le plus souvent quand vous respirez mal. Du coup, pour le faire passer… pensez à respirer ! Arrêtez votre exercice et marchez en inspirant bien par le nez et en soufflant par la bouche.

LES COURBATURES

COURBATURES ≠ BON TRAVAIL !

Mais attention, ne pas avoir de courbatures, ne veut pas dire ne pas avoir bien travaillé !
Si vous souffrez, généralement le jour suivant votre entraînement, pensez à bien boire pour vous réhydrater et évacuer les toxines de votre corps (1,5 l à 2 litres par jour).
Je vous conseille aussi les douches froides (pas en plein hiver !).
N'hésitez pas non plus à bouger, même si les courbatures sont fortes, en marchant ou en faisant du vélo par exemple. Au début, ça va tirer un peu, mais après, vous vous sentirez mieux !

MANTRAS !

Votre corps est capable de choses merveilleuses et surprenantes. **OSEZ !**

FAITES-VOUS CONFIANCE. Prenez des risques. Et surtout, avancez. Avancez à votre rythme, mais avancez avec le cœur !

Tout ce dont vous avez besoin c'est de réussir quelque chose de nouveau. **SOYEZ DÉTERMINÉ !**

SI VOUS DOUTEZ et si vous regardez en arrière ce n'est pas pour regarder les erreurs que vous avez faites mais le chemin que vous avez parcouru !

Même si vous ne voyez pas les résultats physiquement, chaque effort permet de vous faire changer intérieurement. **NE VOUS DÉCOURAGEZ PAS !**

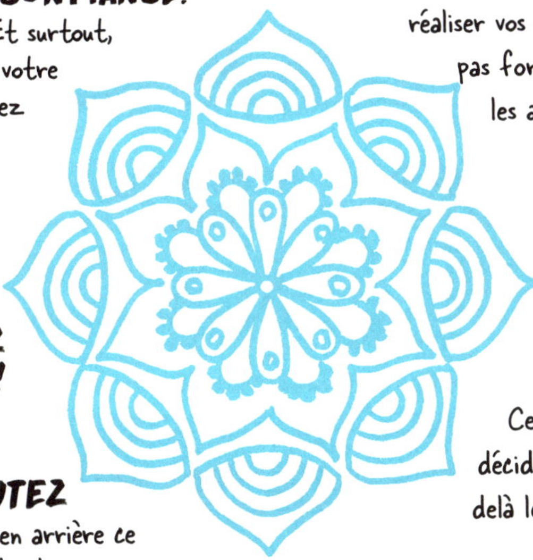

Tous vos rêves deviendront réalité si vous avez le courage de les réaliser !

Sachez trouver l'équilibre parfait pour réaliser vos objectifs. Il ne sera pas forcément parfait pour les autres, mais il le sera pour vous !

ÊTRE HEUREUX ne veut pas dire que tout est parfait. Cela veut dire que vous décidez de regarder par-delà les imperfections !

Si vous faites ce que vous avez toujours fait, vous obtiendrez ce que vous avez toujours eu… Si vous faites ce que vous n'avez jamais fait, **VOUS OBTIENDREZ CE QUE VOUS N'AVEZ JAMAIS EU !**

DANS LA VIE

VOICI QUELQUES PETITS CONSEILS POUR RESTER EN FORME, TOUS LES JOURS, MÊME SANS SÉANCE DE HIIT.

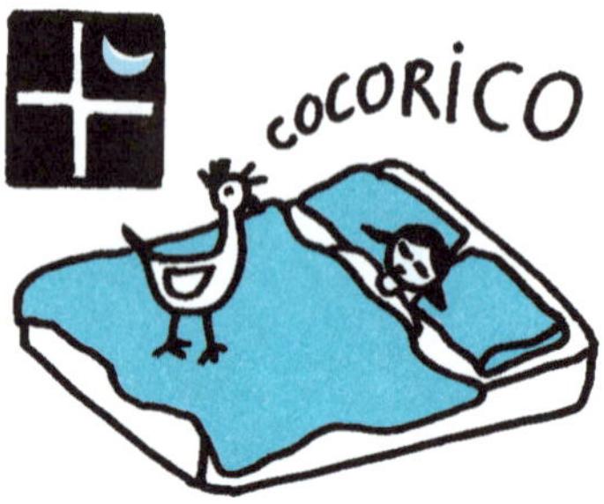

LEVEZ-VOUS PLUS TÔT POUR FAIRE DU SPORT !

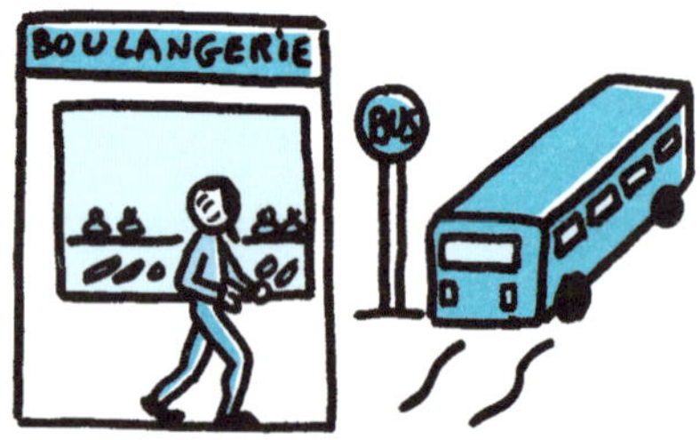

2 DESCENDEZ UN ARRÊT DE BUS OU DE MÉTRO AVANT LE VÔTRE ET MARCHEZ

(et ne vous arrêtez pas à la première boulangerie du coin !)

3 SORTEZ POUR BOUGER LE PLUS POSSIBLE.

FINI LES ESCALATORS : BONJOUR LES ESCALIERS ET LES JOLIES JAMBES !

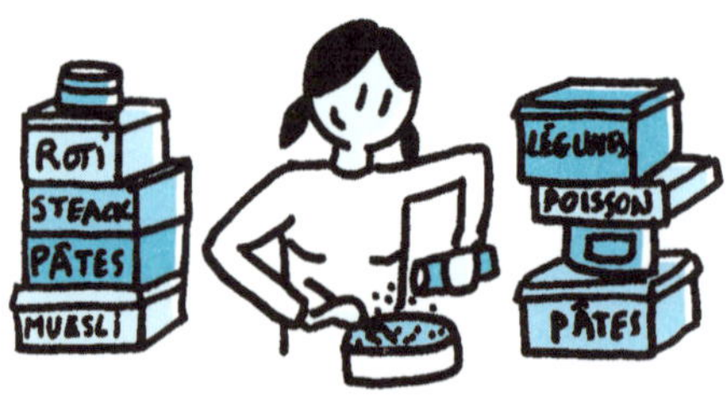

5 PRÉPAREZ VOS REPAS À L'AVANCE

pour éviter de manger n'importe quoi au dernier moment.

6

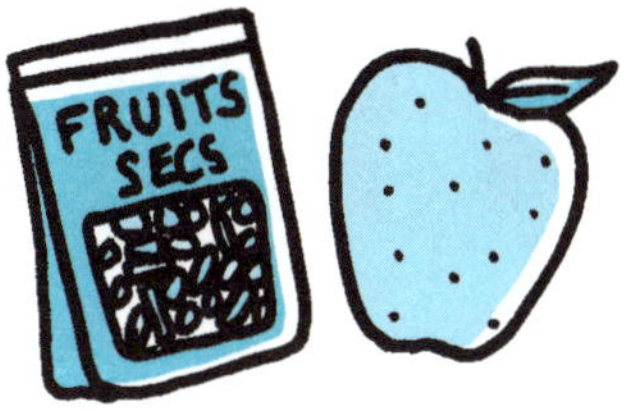

AYEZ TOUJOURS UNE POMME OU DES FRUITS SECS

dans votre sac pour éviter de craquer à la première fringale.

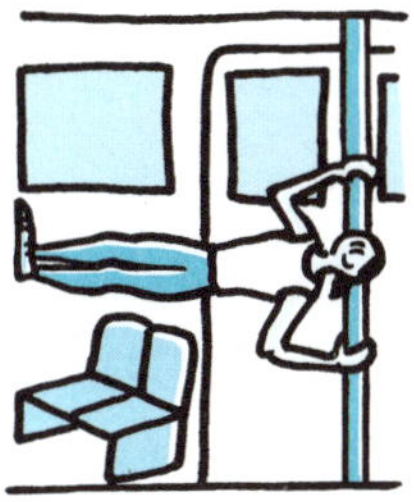

ÉVITEZ DE VOUS ASSEOIR DANS LE MÉTRO.

8

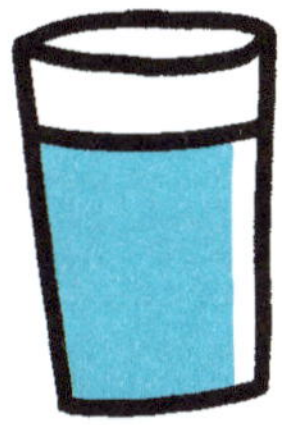

BUVEZ BEAUCOUP D'EAU.

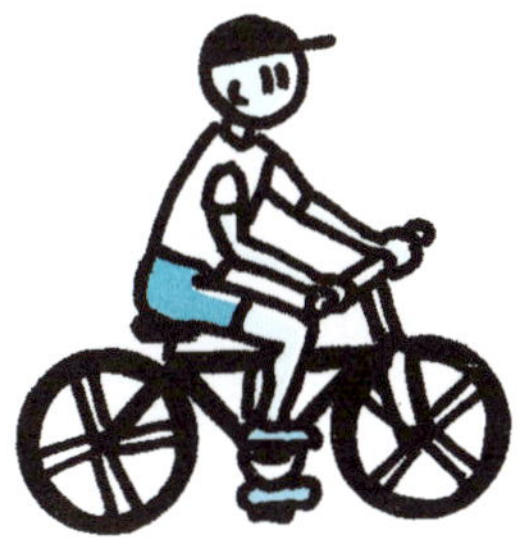

DÉPLACEZ-VOUS À VÉLO !

Arrêtez de dépenser de l'argent pour votre essence, et dépensez plutôt des calories en pédalant...

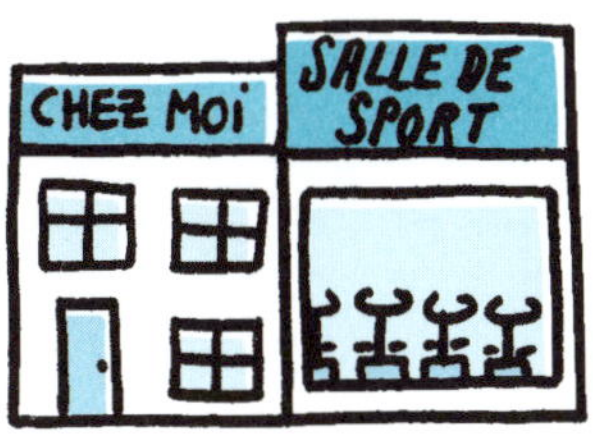

10

CHOISISSEZ UNE SALLE DE SPORT À PROXIMITÉ DE VOTRE DOMICILE.

QUOTIDIENNE

ENCORE PLUS LOIN

SI VOUS AVEZ ENVIE DE VOUS METTRE À LA COMPÉT'

Vous avez envie d'aller plus loin ? Envie de vous lancer de nouveaux challenges ?

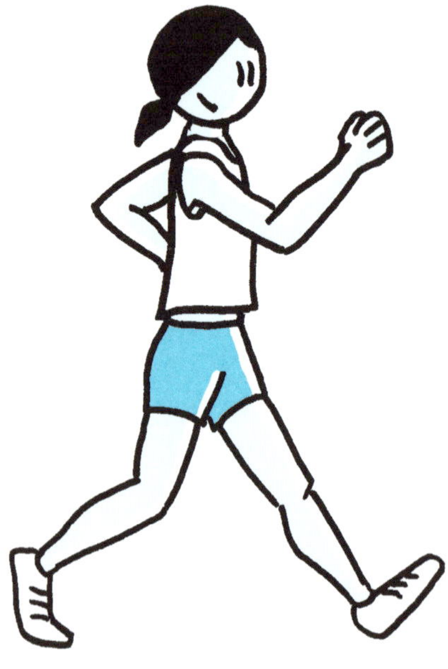

COURSE À PIED

Si vous courez ou si vous vous lancez dans la course à pied (5 km, 10 km), ou même un triathlon, le HIIT va vous aider à progresser ! Eh oui, cet entraînement très complet va améliorer votre condition physique et votre expansivité. Vous allez travailler sur votre souffle et votre endurance musculaire.

Pour vous entraîner vous allez devoir courir, et avoir un programme spécifique avec des fractionnés, c'est-à-dire en alternant des phases de course rapide avec des phases de course soutenue (vous pouvez aussi commencer par de la marche si vous débutez, pour y aller progressivement) Cette méthode en fractionnés se rapproche de celle du HIIT avec des phases de travail et d'autres de récupération.

Couplez cela avec de la course à allure de croisière c'est-à-dire une allure où vous vous sentez bien et où vous pouvez éventuellement discuter. Cette course en allure de croisière devra être bien plus longue que celle en fractionnés.

Si vous faites du triathlon (la natation, le vélo, et la course à pied) il faut enchaîner les trois épreuves.

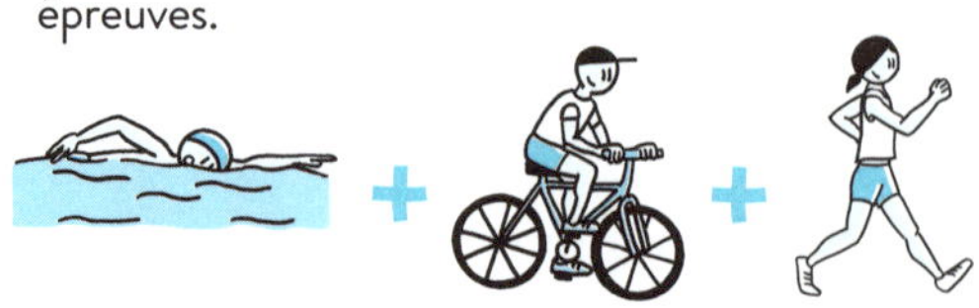

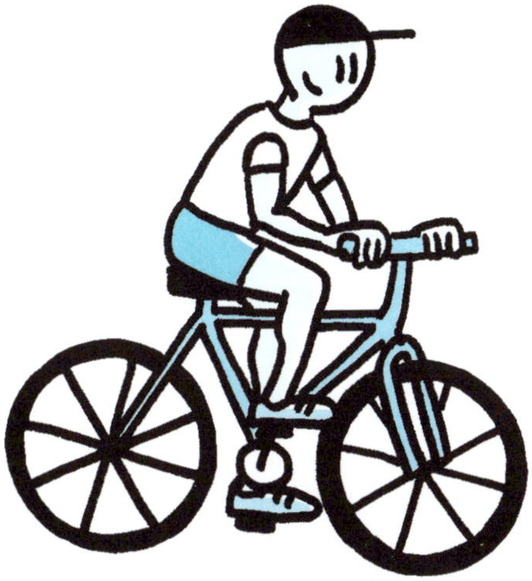

LE VÉLO

Pour le vélo, vous pouvez faire la même chose, travailler en fractions, mais aussi, comme on dit, en sorties longues.

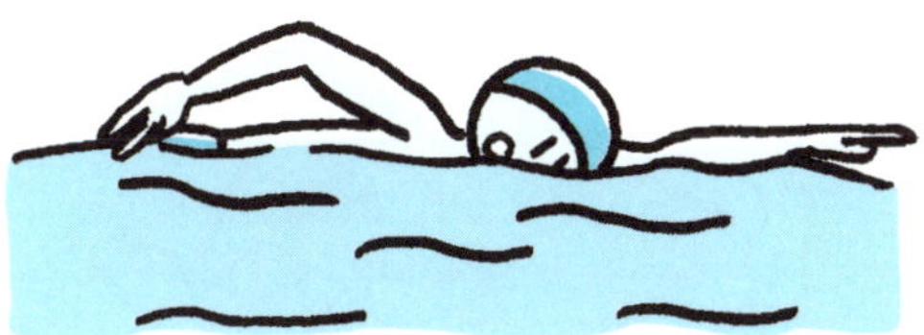

NATATION

Pour la natation, travaillez vos bras puis vos jambes, avec des éducatifs, c'est-à-dire des mouvements plus techniques, comme le fait de nager toujours avec le même bras, de respirer tous les 3, 5, 7 mouvements, de travailler sur les points de poussée de la main dans l'eau, etc.

YouTube

RETROUVEZ-MOI SUR MA CHAINE PENDANT LE MARATHON DE CHICAGO

Marathon de Chicago, en live avec Marine Leleu

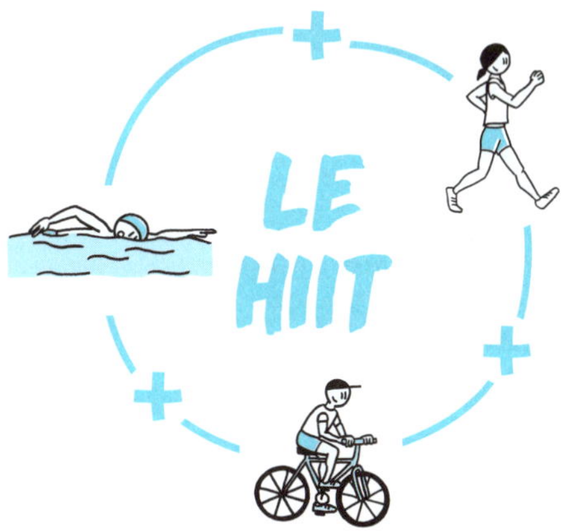

Couplé à tous ces sports, le HIIT va jouer un super rôle : il va vous apporter une meilleure endurance musculaire et, surtout, une meilleure condition physique.

Alors lancez-vous ! Vous n'avez rien à perdre (juste quelques calories et un peu de sueur) Vous avez tout à gagner ! Une meilleure capacité cardiaque, une meilleure condition physique, une meilleure tonicité musculaire et, surtout, de la confiance en vous !

ET ON MANGE QUOI ?

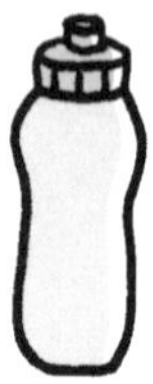

L'EAU EST PRIMORDIALE DANS VOTRE ENTRAÎNEMENT :
pour récupérer, mais aussi dans votre vie quotidienne.

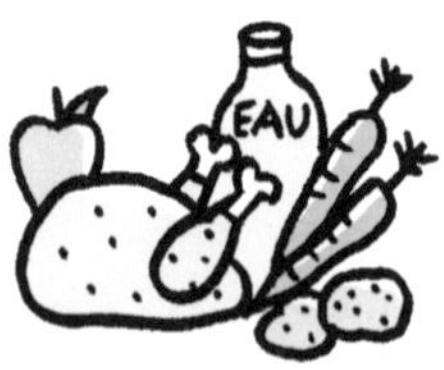

TROUVER LE BON ÉQUILIBRE DANS SON ALIMENTATION :
pour être en forme(s) et, surtout, bien se nourrir et donner les bons aliments à son corps.

DES ASTUCES POUR NE PAS CRAQUER !

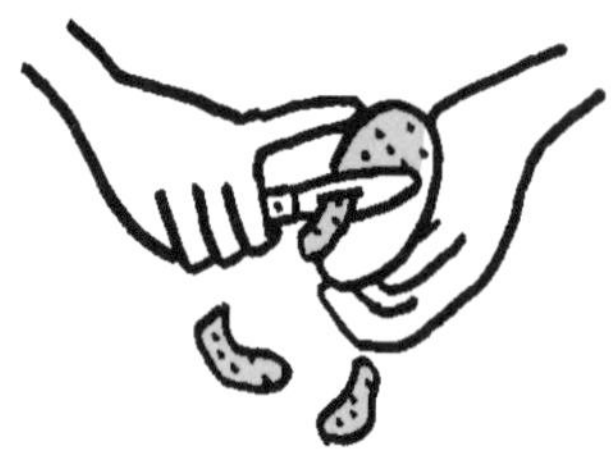

LES RECETTES DE MARINE POUR ÊTRE AU TOP !

POUR LE PETIT-DÉJEUNER OU LE DÎNER : POULET AUX ÉPICES MEXICAINE AVEC PATATES DOUCES ET BROCOLIS

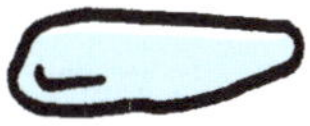

1 BLANC DE POULET

2 PETITS OIGNONS

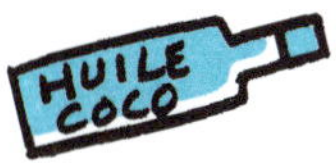

HUILE DE COCO

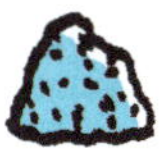

ÉPICES MEXICAINES OU CURRY

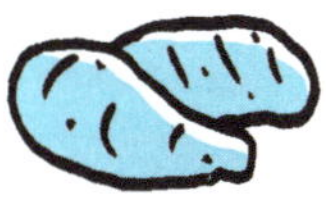

2 PATATES DOUCES

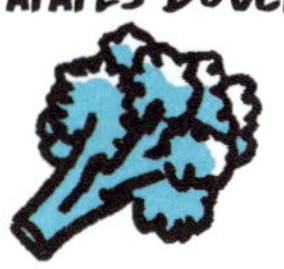

1 PETIT BROCOLI

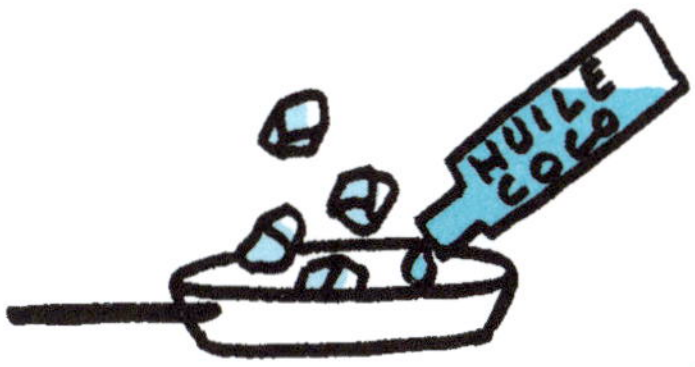

Faites revenir des cubes de blanc de poulet à la poêle avec des petits oignons, dans de l'huile de coco.

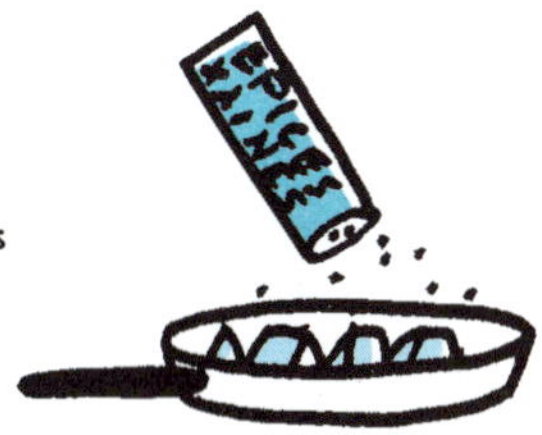

Ajoutez des épices mexicaines (que vous trouverez en grande surface, mais que vous pouvez remplacer par du curry).

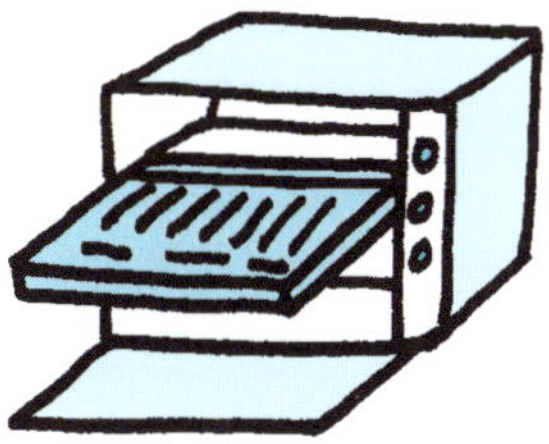

Épluchez et coupez les patates douces en frites ; mettez-les au four 30 min (210°) avec de l'huile de coco ; vérifiez la cuisson selon votre four et faites à votre convenance, pour des frites plus craquantes et grillées ou juste bien cuites.

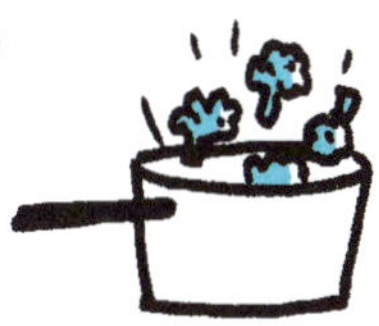

Faites cuire des brocolis à la vapeur.

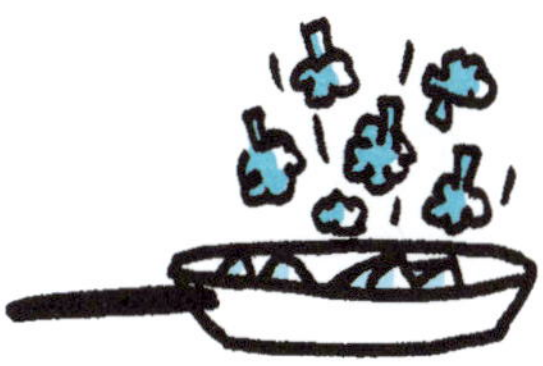

Une fois les brocolis cuits, mettez-les avec le poulet et les épices pour les faire revenir à la poêle.

MON DESSERT

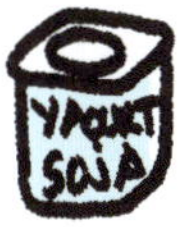

UN BOL DE YAOURT AU SOJA

+

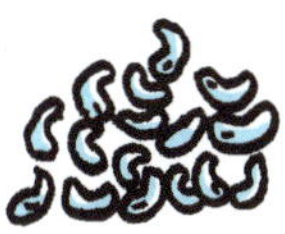

AVEC DES NOIX DE CAJOU

+

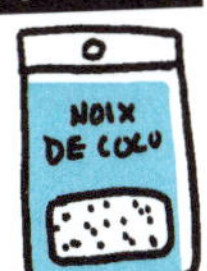

DES COPEAUX DE NOIX DE COCO

+

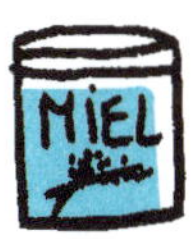

ET UN PEU DE MIEL

SIMPLE, EFFICACE, BON ET SAIN !

LE BEURE DE NOIX DE CAJOU

Pour se faire plaisir tout en se faisant du bien !

PRIORITÉS

• Ses gras sont majoritairement des monoinsaturés, bénéfiques pour la santé !
• Il contient une grande variété de vitamines (B, E et K).
• Il est riche en minéraux (magnésium, fer, phosphore).

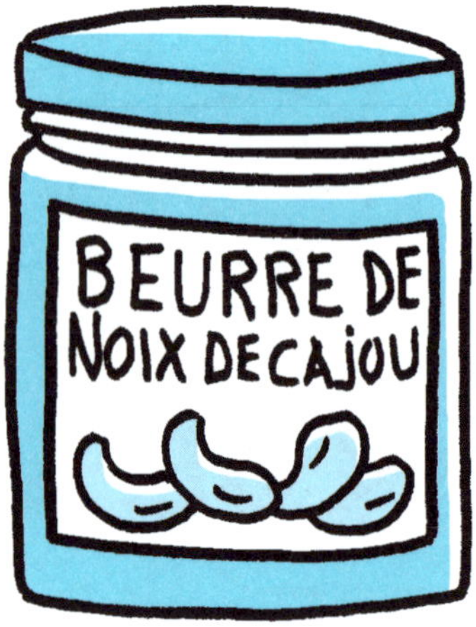

RECETTE RAPIDE

Prenez une tranche de pain complet, tartinez de beurre de noix de cajou et ajoutez une banane coupée en morceaux par dessus. Miam !

FAIRE SON BEURRE SOI-MÊME

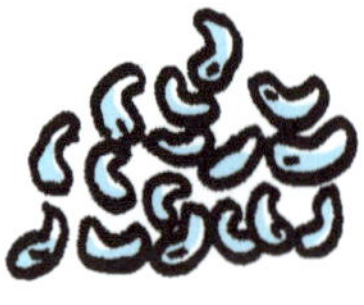

200G DE NOIX DE CAJOU

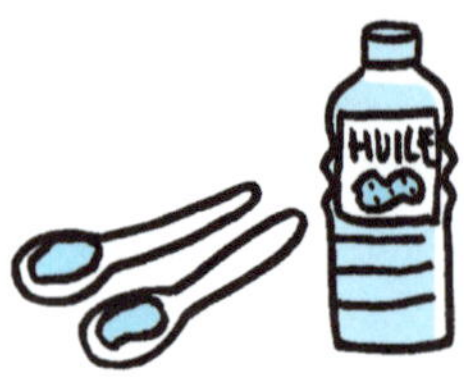

2 CAS D'HUILE D'ARACHIDE (OU AUTRE À VOTRE GOÛT)

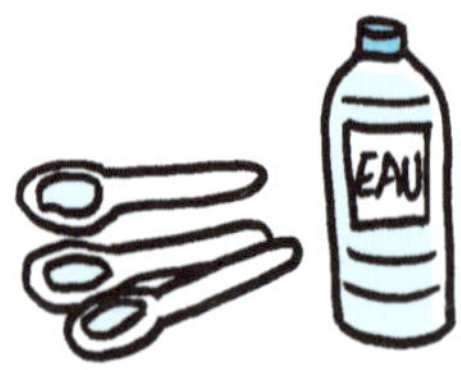

3 CAS D'EAU

Faites dorer les noix puis les laisser refroidir. Mixez une première fois pour réduire en poudre puis ajoutez l'huile et l'eau. Mixez une seconde fois jusqu'à obtention de la consistance désirée. Conservez au frais.

CUISINE

LA FIGUE SÉCHÉE

Un fruit méconnu qui donne la pêche !

RECETTE RAPIDE

Coupez une figue sèche, une pomme et une poire en dés. Fabriquez une brochette et dégustez !

PRIORITÉS

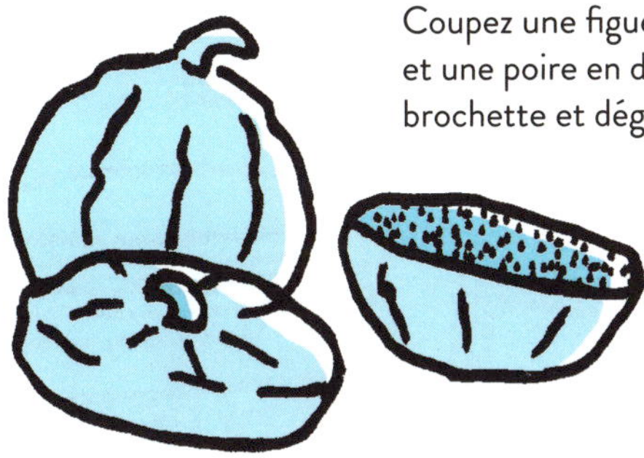

- La figue séchée contient des antioxydants et des fibres alimentaires.
- Elle contient une grande variété de vitamines (A, K).
- Elle est riche en minéraux (magnésium, calcium, manganèse, potassium).

LES FRUITS OLÉAGINEUX

Idéal en cas de fringale !

PRIORITÉS

- Ils renferment deux acides gras polyinsaturés qui ne peuvent être synthétisées par l'organisme : les oméga-6 et les oméga-3.
- Ils apportent de très bonnes quantités de vitamines (E, B1, B2).
- Ils sont riches en minéraux (calcium, magnésium, phosphore et potassium).manganèse, potassium).

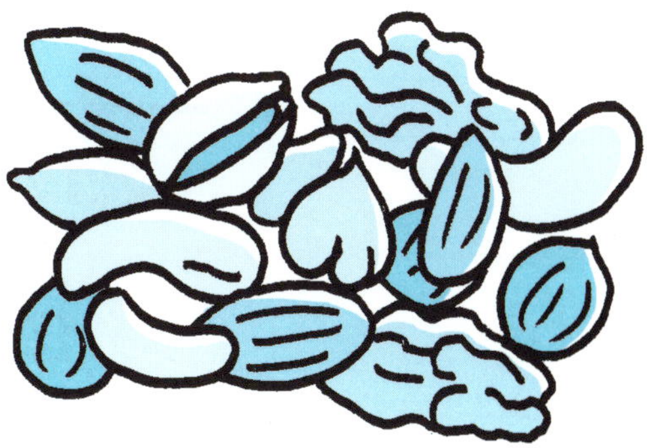

EN-CAS SUR LE POUCE

En cas de fringale, prenez une poignée de noix, noix de pecan, noix de cajou, noix du Brésil, amandes ou pistaches avec un grand verre d'eau !

ZÉRO BLABLA, ÇA VOUS PARLE ?

RETROUVEZ DANS LA MÊME COLLECTION

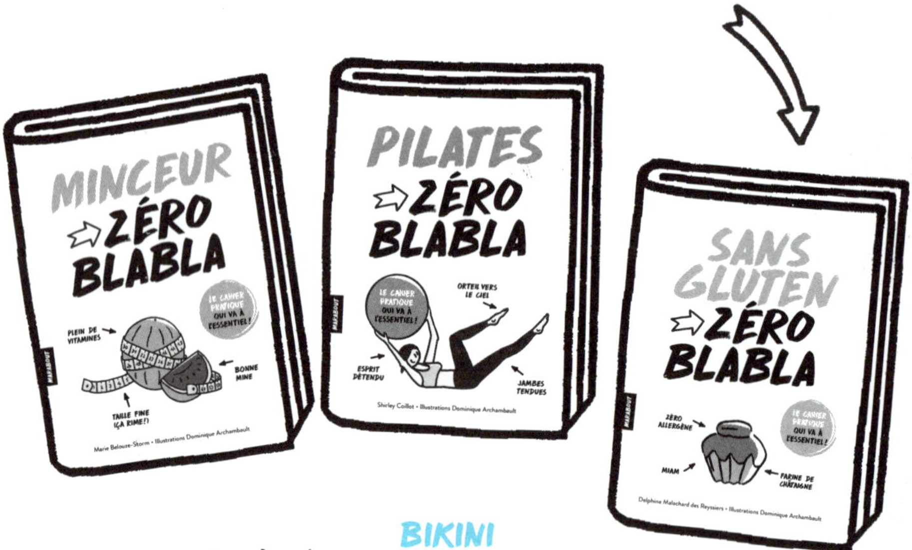

ET BIENTÔT
Disponible à partir de mai 2017

BIKINI
VENTRE PLAT
YOGA
BRÛLE-GRAISSE

ZÉRO BLABLA

Achevé d'imprimer en février 2017, sur les presses de Macrolibros en Espagne pour le compte des Éditions Marabout (Hachette Livre), 58 rue Jean Bleuzen Vanves Cedex.
Dépôt légal : mars 2017 - 7310124 - 978-2-501-11993-1